Homöopathie in der Weltliteratur

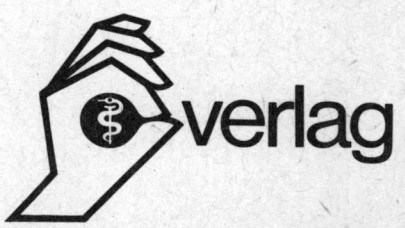

verlag

„O." wie „Organon der Heilkunst" von S. Hahnemann

Gawlik / Buchmann

Homöopathie in der Weltliteratur

O.-Verlag

Berg am Starnberger See

1985

1985 O.-Verlag GmbH Berg am Starnberger See

ISBN 3-88950-021-8

Einleitung und Vorwort

Dieses Büchlein ist von Ärzten geschrieben, von zwei Ärzten, die sich sehr lange und intensiv mit der Homöopathie beschäftigt haben, die aber auch Kraft ihres Berufes außerhalb der Praxis, nämlich in der Beschaffenheit des allgemeinen menschlichen Daseins täglich und überall konfrontiert sahen mit teilweise psychotischen, teils psychopathologischen Typen und in der Lage waren, auch Menschen zu beurteilen, die auf dem Grund der geistigen Gesundheit hin und her schwankten. Dabei war das Studium der homöopathischen Arzneimittelbilder ein ganz wesentlicher Faktor, um all die Feinheiten, die Modalitäten, die Abhängigkeiten und die Skurrilitäten täglichen Daseins im gesunden aber auch im krankhaften Seelenbereich zu beobachten. Die tägliche Berufserfahrung, die den Blick für uns geschärft hat für alle Zusammenhänge, die nicht gerade auf der Hand liegen, spielen dabei eine große Rolle. Als Arzt hat man in der Betrachtung des Lebens, insbesondere dann, wenn man eine große Erfahrung gesammelt hat, etwas älter geworden ist, nur einen einzigen wirklich echten Konkurrenten, und das ist der Dichter. Der vermag zwar nicht mit Hilfe fachlichen Wissens, aber doch Kraft seiner ungeheuren bewundernswerten künstlerischen Intuitionen, seines Einfühlungsvermögens in völlig fremdes Seelenleben sich hineinzuversetzen, sodaß ihm in seinen Werken schließlich Gestalten und die Darstellung von Gestalten gelingen, ja man kann fast sagen, Bilder gelingen, die an den Grenzen geistiger Gesundheit nicht haltmachen, und die staunenswerterweise fast deckungsgleich oder zumindestens im Sinne einer ganz großen Ähnlichkeit an den homöopathischen Arzneimittelbilder gemessen werden können. Die ärztliche Legitimation und die dichterische Legitimation, die sich mit den Grenzzuständen des Seelenlebens befaßt, aber auch teilweise des körperlichen Daseins, leitet sich sowohl auf der einen Seite von dem Objekt der Dichtkunst ab und auf der anderen Seite von der wissenschaftlichen ärztlichen Verständlichkeit psychopathologischer Zustände, sagen wir also, bei beiden vom Menschlichen schlechthin. Das brennende Interesse für alles, was in einem Menschen vorgeht, ist dem Dichter zu eigen und dem Arzt, beiden also gemeinsam. Und da es nun einmal kein Zufall ist, daß zum Menschenschicksal auch die Krankheit gehört, sowohl die Krankheit des Körpers als die Krankheit der Seele, so konnten sich die Dichter nie der Verantwortung entziehen, mit dem ganzen des menschlichen Daseins von geringfügigen »eingebildeten Kranken« bis zum Wahnsinn, alles in den Kreis ihrer Darstellung einzubeziehen und mit dichterischer Intuition und dichterischer Genialität zu durchdringen. Und da Krankheiten eine Rolle spielen, ist es jetzt auch verständlich, daß wir den bei Krankheiten üblichen Therapien einen Platz einräumen, in diesem Fall der Homöotherapie, die uns den Weg weist hinein in die Betrachtung des Menschlichen, bis hin zum all zu Menschlichen, die uns den Weg weist in die Betrachtung konstitutioneller und Temperamentszustände. Die Homöopathie öffnet uns aber auch die Tore in jenen Bereich herein, der im allgemeinen verschlossen zu sein scheint:

Die Figur eines Menschen steht als ein fremdes Wesen, als ein den eigenen Gesetzen doch entgegengesetzt oder zumindestens außerhalb des eigenen Denkungskreises. Sie steht im Gefüge von Beziehungen zwischen der Umwelt und anderen handelnden Personen und ist deswegen schwerer zu betrachten.

Unsere Aufgabe erblicken wir nicht darin, daß wir anhand der einzelnen Betrachtung etwa versuchen wollen, geeignete Beispiele dichterischer Kunst psychopathologischer Charaktere nachzugehen oder vielleicht hier Grenzen der Dichtkunst aufzuzeigen, oh, nein, das liegt uns völlig fern. Wir wollen nur zeigen, daß wir homöopathische Arzneimittelbilder auch anhand dichterischer Darstellungen aufzeichnen können, und vielleicht damit erklärbar machen und vielleicht auch transparenter gestalten.

Wir wollen ganz deutlich betonen, daß wir es nirgends an der schuldigen Ehrfurcht dem Dichter gegenüber mangeln lassen. Der wahre Dichter hat ja in seinen Gestalten immer recht und Sie werden sehen, daß gerade unsere Ergebnisse diesen Satz sogar bestätigen werden, denn so mancher vom Dichter dargestellte Temperament- und Charakterzug findet sich in einem homöopathischen Arzneimittel wieder, wo doch der Dichter, zumindestens soweit es uns bekannt war, keine Ahnung von der Homöopathie und deren Arzneibildern hatte.

Wir hoffen dabei, daß auf dem Wege der Durchdringung dieser Arzneimittelbilder eine Vertiefung des Verständnisses einmal für die Schönheit und die Gewalt wahrer Dichtkunst erreicht werden kann, zum zweiten allerdings auch für die Genialität und die Möglichkeit anderer Betrachtung der Homöopathie. Wer uns bei diesen Exkursionen in die Gebiete der dichterischen Kunst folgen will, der soll, so hoffen wir von ganzem Herzen, mit uns den Glauben an die Lebensnähe und die Vielseitigkeit wissenschaftlicher Homöopathie kennenlernen und mit der Freude aus diesem Glauben, gestärkt zur Arbeit in den Alltag zurückkehren.

Einstieg

Einer der großen Denker des Abendlandes hat schon um die Zusammenhänge von Schöpferischem, vom Wahnsinn und von Dichtkunst gewußt. Es war Platon.

Wir wollen daher mit einigen Worten über den »göttlichen Wahnsinn« aus seinem unsterblichen Dialog Phaidros, die er Sokrates sprechen läßt, den Einstieg wagen:

»Die dritte Begeisterung aber und Verzückung, die von den Musen herrührt, vermag, wenn sie eine zarte und reine Seele ergreift, diese erweckt und entflammt zu Gesängen und anderen Arten der Dichtkunst, durch Verherrlichung unzähliger Taten der Vergangenheit, spätere Geschlechter zu belehren, wer aber ohne den Wahnsinn der Musen sich den Pforten der Dichtkunst nähert, im Glauben, er könne durch Kunst ein tüchtiger Dichter werden, bleibt selber unvollkommen und seine Dichtung als eines Besonnenen Werk wird von der des Wahnsinnigen verdunkelt. So viele und noch viel mehr herrliche Taten, die der göttliche Wahnsinn vollbringt, kann ich dir nennen. Daher wollen wir uns gerade vor diesem nicht fürchten, noch soll uns eine Rede beunruhigen, die uns durch die Behauptung zu erschrecken sucht, daß man dem Besonnenen den Verzückten als Freund vorziehen müsse... Wir aber haben das Gegenteil zu beweisen, daß nämlich solch ein Wahnsinn von den Göttern zum größten Teile verliehen wird. Dieser Beweis wird den Scharfsinnigen unglaublich, den Weisen aber glaubhaft sein. Man muß nur zuerst über die Natur der Seele, der göttlichen wie der menschlichen, durch Betrachtung ihres Leidens und Tuns das Wahre ermitteln«.

Durch diese Worte ermutigt, wagen wir, Sie hineinzuführen in unsere homöopathische Arzneimittelbilder in der klassischen Literatur.

Allgemeine Bilder der Homöopathie

In der Literatur gibt es eine Fülle von Bildern, die in eine Beziehung gesetzt werden können zur Methode oder zum Material der Homöopathie. Man kann solche Literaturstellen finden mit Absicht − und ohne Absicht. Hat man erst einmal mit einer solchen Sammlung angefangen, dann erlernt man auch das Finden − ganz wie bei einem Simile. Und schon purzelt einem aus Nietzsche, Die fröhliche Wissenschaft, entgegen:

> Seit ich des Suchens müde ward,
> erlernte ich das Finden.

Und für diese Art der Bilder in der Literatur − zunächst nur ganz allgemeiner Art − möchte der Finder mit Nietzsche ausrufen:

> Wagt's mit meiner Kost, ihr Esser!
> Morgen schmeckt sie euch schon besser
> und schon übermorgen gut.
> Wollt ihr dann noch mehr − so machen
> meine alten sieben Sachen
> mir zu sieben neuen Mut.

Manche Gedankengänge sind denen Hahnemanns ähnlich, wenn man Nietzsches Ideen über die Gesundheit in dem 1886 erschienen Band »Die fröhliche Wissenschaft« nachliest. Man denke jetzt an den Wert der psychischen Symptome und deren Stellung als Schlüssel zur Person:

> Eine Gesundheit an sich gibt es nicht, und alle Versuche, ein Ding derart zu definieren, sind kläglich mißraten.
> Es kommt an auf dein Ziel, deinen Horizont, deine Kräfte, deine Antriebe, deine Irrtümer
> und namentlich auf die Ideale und Phantasmen deiner *Seele*, um zu bestimmen, was selbst für deinen *Leib* Gesundheit zu bedeuten habe. Somit gibt es unzählige Gesundheiten des Leibes. Die *Gesundheit der Seele* freilich könnte bei dem Einen so aussehen − wie der Gegensatz der Gesundheit bei einem Anderen.

An einer anderen Stelle fühlen sich die Homöopathen einig mit Nietzsche, wenn er aufbegehrt gegen den Zwang, den uns etwa die Hochschule antut mit ihren Gesetz-Ansprüchen in Bezug auf die Ansichten, was Heilung ist und was nicht. Man kann sich vorstellen dieses Bild, wie er dasteht, die Hände gen Himmel erhoben, voll Bitterkeit mit seinem Gedicht »Gegen die Gesetze«:

> Von heut an hängt an härner Schnur
> um meinen Hals die Stundenuhr.
> Von heut an hört der Sterne Lauf,
> Sonn, Hahnenschrei und Schatten auf,
> und was mir je die Zeit verkünd't,
> das ist jetzt stumm und taub und blind: –
> Es schweigt mir jegliche Natur
> beim Tiktak von Gesetz und Uhr.

Manchmal findet man eine homöopathische Sentenz wieder an einer Stelle, wo dies wirklich nicht zu vermuten wäre. Von Mathias Dorcsi habe ich einmal diesen Gedanken aufgenommen: »Besonders beachtlich bei der Anamneseerhebung ist die Stelle, bei deren Bericht die Tränen fließen. Hier liegt der Schwerpunkt des Geschehens.«

Heinrich von Kleist, Prinz von Homburg: Was gilt mehr, die entscheidende männliche Tat oder der Gehorsam gegenüber einem ausdrücklichen Befehl! Um dieses Problem rankt sich die Handlung dieses preußischen Dramas. Und an der einzigen Stelle, an der diese Fragestellung ganz deutlich ausgesprochen wird, an dieser Stelle fließen die Tränen.

Die Szene: Der Prinz ist vom Kriegsgericht zum Tode verurteilt. Seine heimlich Verlobte, Prinzessin Natalie, die Nichte des Großen Kurfürsten versucht, diesen umzustimmen:

> *Natalie:* Das Vaterland wird um der Regung deiner Gnade
> nicht gleich zerschellt in Trümmern untergehen.
> Das Kriegsgesetz, das weiß ich wohl, soll herrschen,
> jedoch die lieblichen Gefühle auch.

Das Vaterland, das du uns gründetest,
steht und wird ganz andere Stürme noch ertragen.
Kurfürst: Denkt Vetter Homburg auch so?
Meint er, dem Vaterlande gelt' es gleich,
  ob Willkür drin, ob drin die Satzung herrsche?
Natalie: Ach lieber Onkel!
Hierauf zur Antwort habe ich nichts als Tränen.

Abbilder von Allgemeinaussagen der Homöopathie waren zu
finden in den Aussagen, die der *Papst Johannes Paul II.* bei
seiner Ansprache an die Wissenschaftler im Kölner Dom
machte. Wie der Papst die Wissenschaft ansieht − darin enthalten ist die Homöopathie:

Die Vernunft hat ihre Grenzen. Sie kann nicht alles aus
sich selbst heraus. Sie kann in einzelnen Schritten ihre Er-
kenntnisse erweitern − bis an ihre Grenzen.

Die Wissenschaft ist ein Weg zur Wahrheit der Erkenntnis. Der Erfolg ist Ausweis für die Erkenntnis.

Wissenschaft muß wahr und offen sein − und vielfältig.

Sie rechtfertigt sich durch ihren Dienst an der Menschheit.

Die Polarität

»Homöopathie in der Weltliteratur« — wie weit da die Grenzen sind. Hahnemann hat mit seinem genialen Griff unbewußt das aufgenommen, was schon in der Struktur der Schöpfung angelegt war. Dies wurde alles schon einmal ausgedrückt in den Ideen der großen Geister dieser Welt. Und grundsätzlich sind in der ganzen Schöpfung die Gedanken der Polarität enthalten.

Die uralten Bilder der Bibel zeigen diese Idee des Gegensätzlichen, des Biphasischen, in verschiedener Schau:

> Und Gott sprach: Lasset uns Menschen machen, ein Bild, das uns gleich sei. Und Gott der Herr machte den Menschen aus einem Erdenkloß, und er blies ihm ein den lebendigen Odem in seine Nase. Und also ward der Mensch eine lebendige Seele. (1. Mos. 1 + 2)

Die Verbindung von Himmel und Erde, von Körper und Geist, war geschaffen. Nur — die Polarität und die Labilität im Gleichgewicht wurden jetzt deutlich. Gott machte seine ersten Erfahrungen mit seinen Geschöpfen und

> Gott der Herr sah, daß der Menschen Bosheit groß war auf Erden und alles Dichten und Trachten ihres Herzens nur böse. (1. Mose, 6)

Die Sintflut setzt eine Unterbrechung. Und es geht weiter:

> Und Gott sprach: Es soll hinfort keine Sintflut mehr kommen, die die Erde verderbe. Solange die Erde steht, soll nicht aufhören Saat und Ernte, Frost und Hitze, Sommer und Winter, Tag und Nacht.

So handelt Gott nicht nur nach der Polarität, so spricht er sie auch aus:

> Das ist das Zeichen des Bundes, den ich gemacht habe zwischen mir und euch und allen lebendigen Seelen bei euch hinfort ewiglich: Und wenn es kommt, daß ich Wolken über die Erde führe, so soll man meinen Bogen sehen in

den Wolken. Der soll das Zeichen sein des Bundes zwischen mir und der Erde. (1. Mose, 8 + 9)

Hier das Licht, Gottes erste Schöpfungstat, das Licht als das Wesen des Himmels. Dort das Wasser – im Übergang von der schwebenden zur fallenden Form – das Wasser als das Wesen der Erde, der Stoff »des blauen Planeten«.
Und Beides in der Kombination des Regenbogens, das Abbild der Schöpfung. Das Licht als geistige Kraft, die Erde als körperliche Darstellung und Träger der Erscheinung.
Diese Gedankengänge und ihr Spiegelbild in der Homöopathie muß man im Zusammenhang betrachten und zu verstehen suchen. In der homöopathischen Literatur findet sich eine Fülle von Ansätzen, zu denen ähnliche Parallelen gezogen werden können.

In Kents Vorlesungen über Hahnemanns Organon, auf Seite 12, steht der schöne Satz Hahnemanns: »Die Geistes- und Gemütssymptome sind der Schlüssel zur Person« – und Kent fährt fort, dick gedruckt:

In der Tat ist der Mensch durch seinen Geist und sein Herz, durch das, was er denkt und was er liebt, das heißt, was er anstrebt, gekennzeichnet und durch nichts anderes sonst.

Den gleichen Klang kann man vernehmen in Konfutses I GING:

Was im Ton übereinstimmt, schwingt miteinander.
Was wahlverwandt ist im innersten Wesen, das sucht einander.
Das Wasser fließt zum Feuchten hin.
Das Feuer wendet sich dem Trockenen zu.
Die Wolken folgen dem Drachen.
Der Wind folgt dem Tiger.
Was vom Himmel stammt, fühlt sich verwandt mit dem, was droben ist.

Was von der Erde stammt, fühlt sich verwandt mit dem, was drunten ist.
Jedes folgt seiner Art.

Und sehr ähnlich sagt Konfutse an einer anderen Stelle:

> Die Anziehung des Wahlverwandten ist ein allgemeines Naturgesetz. Der Himmel und die Erde ziehen sich gegenseitig an, und so entstehen alle Wesen. Aus den Anziehungen, die etwas ausübt, kann man die Natur aller Wesen im Himmel und auf Erden erkennen.

Und dann folgt ein Gedanke, der für Homöopathie-Kurse und für Imagepflege gelten kann:

> Wenn die eigene ruhige Kraft des persönlichen Wesens wirkt, dann sind die Wirkungen normal. Alle Menschen, die für die Schwingungen eines solchen Geistes empfänglich sind, werden dann beeinflußt.
>
> Nur — man darf nicht ohne weiteres allen Leuten nachlaufen, auf die man einwirken möchte, sondern muß sich unter Umständen zurückhalten können. Was in den Tiefen des Wesens vor sich geht, das kann vom Bewußtsein aus weder hervorgerufen noch gehindert werden.

Selbst so komplexe Gedankengänge wie Diathese und Psora finden im I GING einen adaequaten Text:

> Die Wandlungen beleuchten die Vergangenheit und erklären die Zukunft. Sie zeigen das Verborgene und eröffnen das Dunkle. Durch treffende Namen unterscheiden sie die Dinge. Die angewandten Namen klingen unbedeutend, aber ihre Anwendungsmöglichkeiten sind groß. Ihr Sinn ist weitreichend, ihre Urteile sind geordnet. Sie Sachen sind offen dargelegt, doch enthalten sie noch ein tieferes Geheimnis.

> Indem man an die Anfänge zurückgeht und die Dinge bis zu Ende verfolgt, erkennt man die Lehren von Geburt und Tod. Hat man eine zureichende Übersicht über dieses Ge-

schehen, so kann man Vergangenheit und Zukunft in gleichem Maße verstehen.

Die Worte des Konfutse schließen über eine Zeit von 2400 Jahren einen Kreis zwischen den großen Geistern dieser Welt. Im Spiegelbild einer uralten Philosophie leuchtet uns hier Hahnemanns geniale Idee entgegen – im Gedanken des übernatülichen Zusammenhanges der Auserwählten aller Zeiten.

* * *

Durch das homöopathische Simile erhält die Eigentätigkeit des Organismus einen Reiz, und dieser Impuls wirkt sich aus auf das Ganze im Funktionszusammenhang – auf das naturgemäße Prinzip der Erhaltung des Organismus, auf das verlorene Zusammenwirken des Lebendigen in der körperlichen und seelischen und geistigen Sphäre. Dadurch entwickelt sich wieder die Herstellung der in der Krankheit verlorenen Harmonie im Auspendeln zwischen den Extremen, zwischen den beiden Polen.
Wenn man die in der Schöpfung angelegte Bipolarität aussprechen und darstellen möchte, dann geht das am leichtesten mit Goethe.
Im Faust – Prolog im Himmel – werden die Urkräfte in einer gewaltigen Sprache dargestellt:

Der Kosmos und die Erde,
das Licht und die Dunkelheit,
die Kraft und die Erscheinung,
Gottes Größe und Herrlichkeit
in Wechsel zu
Sanftheit und Anbetung:

* * *

Die Sonne tönt nach alter Weise
in Brudersphären Wettgesang,
und ihre vorgeschriebne Reise

vollendet sie mit Donnergang.
Ihr Anblick gibt den Engeln Stärke,
wenn keiner sie ergründen mag.
Die unbegreiflich hohen Werke
sind herrlich wie am ersten Tag.

Und schnell und unbegreiflich schnelle
dreht sich umher der Erde Pracht.
Es wechselt Paradieseshelle
mit tiefer, schauervoller Nacht.
Es schäumt das Meer in breiten Flüssen
am tiefen Grund der Felsen auf.
Und Fels und Meer wird fortgerissen
in ewig-schnellem Sphärenlauf.

Und Stürme brausen um die Wette
vom Meer aufs Land, vom Land aufs Meer,
und bilden wütend eine Kette
der tiefsten Wirkung ringsumher.
Da flammt ein blitzendes Verheeren
dem Pfade vor des Donnerschlags.
Doch deine Boten, Herr, verehren
das sanfte Wandeln deines Tags.

Dein Anblick gibt den Engeln Stärke,
da keiner dich ergründen mag,
und alle deine hohen Werke
sind herrlich wie am ersten Tag.

Spezielle Bilder der Homöopathie

Über die grundsätzliche Art mancher in der Homöopathie verwendeter Arzneimittel gibt es Aussagen, die vor der Darstellung der einzelnen Bilder beachtet werden sollten.

Constantin Hering:

Alle darstellbaren Wesen haben die Kraft, in ihren Atomen anderen Wesen ihren Charakter einzuprägen.
Hierbei verhält sich die Wirkung des Eingeimpften
zur Wirkung des Potenzierten
etwa wie Südpol zu Nordpol.
Die Wesensart der Arzneikraft prägt sich am Prüfer aus, denn in ihm entsteht eine Arzneikrankheit, welche die Merkmale des giftspendenden Tieres trägt.
Das Gift des beißenden Tieres nimmt den Gebissenen in seinen Bann.

Prof. Hanns Rabe:

Aufbau und Gestalt von lebendigen Wesen stehen unter einem Gesetz, an dem das Individuum stets zu erkennen ist. Diese Grundform der Art wiederholt sich sinngemäß auch in einzelnen Teilen, die alle aus der gleichen geheimnisvollen Harmonie der Form geschaffen sind. Man vergleiche Blatt, Frucht und Silhuette etwa einer Linde oder eines Apfelbaumes oder eines Birnbaumes. Im Wachstum zeigt sich die Übereinstimmung der Form. Die biologische Struktur setzt sich überall immer wieder durch.

Um diese biologische Struktur geht es bei der Betrachtung der Bilder unserer Homöopathie in der Weltliteratur. Diese Struktur soll den geistigen Zusammenhang eines Stoffes mit dem Menschen aufzeigen, der Stoff soll dem Menschen in dieser Situation adaequat sein. »Die Synthese im großen Gefüge der Natur« (Hufeland) soll zu sehen sein.

Otto Leeser sagt dazu:

Wir wollen die Wirkungen der Arzneistoffe verstehen lernen. Die Symptome allein genügen uns nicht, wir wollen zu einem Arznei-*Bild* kommen, das wir in seinem Funktionszusammenhang verstehen können — bezogen auf das *Ganze* des lebendigen Organismus.

Aurum Metallicum

Hier in Goethes Faust 1.Teil, Studierzimmerszene.

Nehmen wir zuerst den »Mezger« zur Hand und lesen die Leitsymptome von Aurum Metallicum:

»Alle Phasen depressiver Verstimmung, wie Angst, Verzweiflung und Mutlosigkeit, bis zur Selbstmordneigung, mangelndes Selbstvertrauen und Entschlußlosigkeit mit selbstquälerischen Vorwürfen, großer innerer Hast und Unruhe, ärgerlicher Gereiztheit, Verschlimmerung nachts und frühmorgens in der Ruhe.«

»Verschlimmerung durch geistige Anstrengung, ärgerlich und auffahrend bei der geringsten Störung«.

Soweit die Arzneimittellehre von Mezger. Nun gehen wir zu Faust. Er selbst spricht die Worte:

> *»Der Du die weite Welt*
> *umschweifst, geschäftiger Geist,*
> *wie nah fühl ich mich Dir!«*
> Der Geist:
> *»Du gleichst dem Geist, den Du begreifst, nicht mir!«*
> Der Geist verschwindet, Faust zusammenstürzend.
> *»Nicht Dir!*
> *Wem denn?*
> *Ich Ebenbild der Gottheit!*
> *und nicht einmal Dir?«*

In diesen zwei Versen ist deutlich zu sehen, daß die Wissenschaften nicht in der Natur, sondern nur im Geiste der Menschen existieren. Sie sind also geprägt von dem Denken des Einzelnen. Das gilt für alle Wissenschaften, auch für die Mathematik. Sie ist die wissenschaftlichste aller Wissenschaften. Es ist daher falsch zu sagen, die Natur gehorche den Gesetzen der Mathematik. Wenn dem so wäre, müßte die Mathematik in der Natur existieren. Außerhalb des menschlichen Geistes ist aber keine Spur von Mathematik zu finden. Bescheidener wäre es zu sagen, gewisse Vorgänge und Zustände in der Natur lassen sich mit mathematischen Formulierungen beschreiben.

Aber bleiben wir bei Faust:

> *Es klopft:*
> *»Oh Tod! Ich kenns — das ist mein Famulus — es wird mein schönstes Glück zunichte! Daß diese Fülle der Gesichte der trockne Schleicher stören muß!«*

Davor, bei der Aufzählung der Symptome aus Mezgers Arzneimittellehre erwähnte ich es: Ärgerlich und auffahrend bei jeder Störung. Hier haben wir eine solche Störung durch den Famulus Wagner. Die Unterhaltung zwischen Faust und Wagner können wir uns schenken, sie führt nicht in unser Thema heinein. Gehen wir an jene Stelle, wo Faust allein nun beginnt zu begreifen, daß er doch nur ein Wurm sei:

> *»Den Göttern gleich ich nicht; zu tief ist es gefühlt.*
> *Dem Wurme gleich ich, der den Staub durchwühlt, den*
> *wie er sich im Staube nährend lebt,*
> *des Wanderers Tritt vernichtet und begräbt.*
> *Ist es nicht Staub, was diese hohe Wand*
> *aus 100 Fächern mir verenget?*
> *Der Trödel, der mit tausendfachem Tand*
> *in dieser Mottenwelt mich dränget?*
> *Hier soll ich finden, was mir fehlt?*
> *Soll ich vielleicht in 1000 Büchern lesen.*
> *daß überall die Menschen sich gequält,*
> *daß hie und da ein Glücklicher gewesen?;-*
> *was grinsest Du mir, hohler Schädel, her?*
> *Als daß Dein Hirn, wie meines, einst verwirrt*
> *den lichten Tag gesucht*

und in der Dämmerung schwer,
mit Lust nach Wahrheit, jämmerlich geirrt.«

Hier finden wir das mangelnde Selbstvertrauen, die Entschlußlosigkeit, selbstquälerische Vorwürfe, Verzweiflung, Verstimmung, Angst, alles ist hier enthalten. Nun auch noch
Mutlosigkeit bis zur Selbstentleibung mit der Angst dabei.
Hier kommt etwas ganz spezifisches, das zu Aurum paßt:» Er
glaubt, nicht in diese Welt zu passen und sehnt sich nach dem
Tode, an den er mit inniger Wonne denkt«:

»Doch warum heftet sich mein Blick auf jene Stelle?
Ist jenes Fläschchen dort den Augen ein Magnet?
Warum wird mir auf einmal lieblich helle,
als wenn im nächt'gen Wald uns Mondenglanz um-
weht?«

Wir lesen in den Leitsymptomen, daß er mit inniger Wonne
an die Selbstentleibung denkt, war nicht in diesen Worten
eben eine innige Wonne enthalten? Jetzt kommen diese be-
rühmten Zeilen, in denen das Denken weitergeht! Mit inniger
Wonne sehnt er sich nach dem Tod:

»Ich grüße Dich, Du einzige Phiole,
die ich mit Andacht nun herunterhole!
In Dir verehr ich Menschenwitz und Kunst.
Du Inbegriff der holden Schlummersäfte,
Du Auszug aller tödlich-feinen Kräfte,
erweise Deinem Meister Deine Gunst!
Ich sehe Dich: es wird der Schmerz gelindert,
ich fasse Dich: das Streben wird gemindert,
des Geistes Flutstrom ebbet nach und nach.
Ins hohe Meer werd ich hinausgewiesen,
die Spiegelflut erglänzt zu meinen Füßen,
zu neuen Ufern lockt ein neuer Tag.
Ein Feuerwagen schwebt auf leichten Schwingen
an mich heran! Ich fühle mich bereit,
auf neuer Bahn den Äther zu durchdringen.
Zu neuen Sphären reiner Tätigkeit.

Dies hohe Leben, diese Götterwonne!
Du, erst noch Wurm, und die verdienest Du?
Ja, kehre nur der holden Erdensonne
entschlossen Deinen Rücken zu.
Vermesse Dich, die Pforten aufzureißen,
vor denen jeder gern vorüberschleicht.
Hier ist es Zeit, durch Taten zu beweisen,
daß Manneswürde nicht der Götterhöhe weicht:
vor jener dunklen Höhle nicht zu beben,
in der sich Phantasie zu eigener Qual verdammt,
nach jenem Durchbruch hinzustreben,
um dessen engen Mund die ganze Hölle flammt;
zu diesem Schritt sich heiter zu entschließen,
und wär es mit Gefahr, ins Nichts dahinzufließen.
Nun komm herab, kristallne, reine Schale!
Der letzte Trunk sei nun, mit ganzer Seele,
als festlich hoher Gruß, dem Morgen zugebracht!«

Erinnern Sie sich bitte, Aurum hat die Verschlimmerung in den frühen Morgenstunden.

Faust setzt die Schale an den Mund, das ist der Augenblick der Verschlimmerung am frühen Morgen. Er denkt mit inniger Wonne an den Tod und nun folgt seinen Gedanken die Tat. Die Schale wird an den Mund gesetzt.

In diesem Augenblick kommt Glockenklang und Chorgesang. Der Chor der Engel und Musik. Dazu die Worte Fausts:

»Welch tiefes Summen, welch ein heller Ton,
zieht mit Gewalt das Glas von meinem Munde?
Verkündiget ihr dumpfen Glocken schon
des Osterfestes erste Feierstunde?
Ihr Chöre, singt ihr schon den tröstlichen Gesang,
der einst um Grabesnacht, von Engels Lippen klang,
Gewißheit einem neuen Bunde?«
»Was sucht ihr mächtig und gelind,
ihr Himmeltöne, mich am Staube?
Klingt dort umher, wo weiche Menschen sind.

Die Botschaft hör ich wohl, allein mir fehlt der Glaube;
das Wunder ist des Glaubens liebstes Kind.
Zu jenen Sphären wag ich nicht zu streben,
woher die holde Nachricht tönt;
und doch, an diesen Klang von Jugend auf gewöhnt,
ruft er auch jetzt zurück mich in das Leben.
Sonst stürzte sich des Himmelsliebe Kuß
auf mich herab, in ernster Sabbatstille;
da klang so ahnungsvoll des Glockentones Fülle,
und ein Gebet war brünstiger Genuß;
ein unbegreiflich holdes Sehnen
trieb mich, durch Wald und Wiesen hinzugehn,
und unter tausend heißen Tränen
fühlt ich mir eine Welt entstehn.
Dies Lied verkündete der Jungend muntere Spiele.
Der Frühlingsfeier freies Glück;
Erinnerung hält mich nun mit kindlichem Gefühle, vom letzten, ernsten Schritt zurück.
Oh tönet fort ihr süßen Himmelslieder!
Die Träne quillt, die Erde hat mich wieder!«

In diesen wenigen Worten von Faust finden wir die gesamte Symptomatik von Aurum, die gesamte Leitsymptomatik. Am Schluß noch eins der Symptome, Musik beruhigt alle Beschwerden, auch die der Melancholie, auch die der Neigung zum Selbstmord wird besser durch Musik. Soweit der Text aus den Arzneimittellehren.

Glockenklang und Chorgesang, mit dem Einsetzen der Musik kommt es zu einer Besserung der Beschwerden. Das Arzneimittelbild von Gold hat sich abgerundet.

Wir müssen uns auch einmal die Zeit nehmen, über das Gold nachzudenken. Jeder von uns kennt Gold als Schmuckstück, als Ring, als Kelch auf dem Altar, überall sehen wir und finden wir Gold; packt man einen großen Goldbarren einmal an, hält ihn fest und schließt die Augen dabei, kann man sehr schnell erschrecken, er ist einmal überraschend schwer und von einer eigenartigen Kälte. Schaut man es wiederum an, so scheint es ein heiterer Glanz zu sein, der uns anstrahlt, doch nach längerem Hinsehen packt uns doch eine gewisse Angst vor dieser nackten, etwas kalten, dabei verborgenen Gewalt. Die Heiterkeit wird gedämpft, ja sogar weggewischt. Man ahnt geheimnisvolle Untergründe, die sich hinter diesem gelben, vielleicht sogar geilen Glanz verbergen. Was ist das für ein dunkles starkes, vielleicht dämonisches Wesen, was uns da entgegenstrahlt?

Wer mit wachen Augen einmal die Offenbarung des heiligen Johannes gelesen hat, wer die Apokalypse studiert hat und darüber nachgedacht hat, der wird erstaunt sein, wie oft das Gold darin vorkommt, in den sieben goldenen Leuchtern, dann ist da der goldene Gürtel, das Gold, das im Feuer geläutert ist, die goldenen Kronen auf den Häuptern, das goldene Rauchgefäß, der goldene Altar, ein Weib tritt auf, mit Gold und Edelsteinen und Perlen glänzend geschmückt und sie hielt in der Hand einen goldenen Kelch, und der Engel, der dem heiligen Johannes die goldene Stadt zeigt, trägt ein goldenes Rohr in der Hand.

Im 21. Kapitel, Vers 18 - 19, da lesen wir: Die Mauer war aus Jaspis gebaut, die Stadt selbst aus lauterem Golde, das einem durchsichtigen Kristalle glich. Auf einmal ist hier das Gold nicht mehr glänzend, sondern vollkommen durchsichtig, es ist entkleidet, des dunklen, des dämonischen und durch das ganze Bild des himmlichen Jerusalem voll ausgebreitet. Es ist auf einmal kein Metall mehr, es wird hier mit einem Kristall verglichen. Mit Bildern wird es verglichen, wie wir sie hier auf der Erde eigentlich nur beim Sonnenaufgang und Sonnenuntergang sehen und hier ist es das letztemal, daß in der Offenbarung das Goldmotiv auftritt.

Gold ist in seiner Existenz in sich voll gesättigt. Es will nichts anderes sein als das eigene »Ich«. Es will sich selber, durch sich und in sich ein gelbes, glänzendes, reines, ein vollendetes ein unberührbares sein. Man kann es hämmern, bearbeiten, dehnen, verblättern, schneiden, schmelzen, verdampfen, man kann es in dünnster Schicht auflegen oder in einer großen Masse zusammenzuhängen. Es zeigt immer das gleiche; es ist überheblich, vielleicht vornehm, es ist gediegen, dabei aber unnahbar, es scheint zunächst zuverlässig zu sein. Hat es eine Seele? Es kann sich mit anderen Elementen einlassen, aber die Art wie es das Gold tut, ist eine ganz andere als die der anderen Elemente. Und hier in diesem unglaublichen Selbstbewußtsein des Goldes, in seinem Ichbewußtsein, da liegt auch seine Dämonie. Das so schön erscheinende, seine Äußerlichkeit, dieses gleißende, sein ungeheurer Stolz, sein Glanz, all das erregt im Menschen eine ungeheure Gier, es selber zu besitzen. Dabei ist noch zu beachten, daß das Gold ja nicht rostet, wie etwa Eisen. Es verändert sich nicht, es bleibt so wie es ist. Der materielle Besitz von Gold bestärkt nun auf eigenartige Weise auch den, der es besitzt. Das Selbstgefühl des Menschen wird gestärkt. Wir sehen diese Seite des Menschen heute in unserem Wirtschaftswunderstaat. Darin liegt etwas magisches. Und dieses Magische ist entstanden in Jahrtausendelanger Entwicklung.

Das Gold stand bei alten Kulturen und das bei allen fast vollständig im Dienste des kultischen, des Mysterienwesens. Gold war nur im sakralen Bereich zu Hause. Man sah in ihm die Materie der göttlichen Willenskräfte, vielleicht auch der Eigengewalten in der Magie. Man sah darin etwas Heiliges. Hatte man doch die Auffassung, daß materielles Gold nie Eigentum eines Menschen sein kann, da es ja Eigentum der Götter sei. Es darf eben nur von Priestern und Königen verwaltet und in die Hand genommen werden. Es durfte nur für kultische Verwendung bearbeitet werden, für Geräte, für Gewänder, für Skulpturen. Denken Sie einmal nur an die Inkakultur. Denken Sie aber auch an indische, persische, babyloni-

24

sche, ägyptische Kulturbereiche, überall war das Gold verstanden als Träger des Willens der Götter. Gold heißt in der griechischen Sprache Chrysos. Dieses griechische Wort ist ein Lehnwort aus dem Hebräischen, nämlich von dem Wort Charuz. In der hebräischen Sprache, einer dieser ganz großen, als magisch anzusprechenden Sprachen, haben wir zwei Worte für Gold:

Das erste Wort ist Zahab. Das Wort bedeutet glänzen, glänzend gelb sein. Dasselbe Wort wird aber auch für Gold und zwar für Metall gesetzt, also als stoffliche Erscheinung. Es bedeutet aber auch den Goldglanz des Himmels, auch den Goldglanz der Sonne.

Das zweite, schon oben erwähnte hebräische Wort heißt: Charuz.

Dieses Wort bedeutet gelb, aber auch gelbsein, aber weiter heißt es auch geschärft sein, ganz sein und scharf sein. Außerdem: Das Aufgraben eines Festungsgrabens bei einem Wall und schließlich sogar Gericht und Strafe. Bei leicht anderer Schreibweise bedeutet dasselbe Wort eifrig sein, betriebsam sein, tätig sein, seinen Geist einsetzen, kreativ sein. In anderer vokalischer Schreibweise heißt es schließlich auch Gold. Doch wird dieses Wort für Gold niemals im profanen, stofflichen Sinn benutzt, sondern immer nur poetisch oder metaphorisch. Also immer dann, wenn geistiges und seelisches gemeint ist. Als Beispiel dafür nehmen Sie den 68. Psalm und zwar Vers 14. Ich gebe ihn wieder diesen Vers, in der Übersetzung von Dr. Martin Luther:

> »Wenn Ihr zwischen den Hürden laget, so glänzte es als der Taube Flügel, die wie Silber und Gold schimmern.«

Hier finden wir im hebräischen Text das Wort Charuz. Hier können wir bei dem alten jüdischen Volk sehr deutlich den Unterschied sehen. Sie erleben Gold auf der einen Seite stofflich, als Äußerlichkeit, glänzend als Machtpotential, auf der anderen Seite aber zeigt es sich in äußerst starken emotionellen seelischen Tätigkeiten bis zu gewaltigen moralischen Entscheidungen durch die bereits göttliches (Gold) hindurchzuschimmern scheint.

Darin liegt die geistige Vergangenheit des Goldes und es war Jahrtausende so, bis eines Tages ein Mensch, Alexander der Große, seinen Kopf, sein Abbild auf Gold prägen ließ und nun hier aus dem Kultmetall prophanes Geld werden ließ, als ob sich Luzifer selbst an die Mysterien herangemacht hätte, um die Weisheit, die göttliche Weisheit so angeblich dem Menschen in die Hand zu spielen. Und hier ist also das Gold abgestürzt von den geistlichgöttlichen Dimensionen in die Abgründe einer Dämonie, eines Fluches, den Alberich, der Zwerg in der Niebelungensage, ausspricht über das Gold der Rheintöchter. Machtgier und Egoismus gehen mit dem Gold von Hand zu Hand. Es verleiht nicht, wie man meint, die Weisheit der Götter, sondern es verdunkelt die Seele der Menschen.

Sehr oft kommt das Wort Gold in der Offenbarung des Johannes vor als Name für Bilder. Um dieses Wort Gold zu deuten, führt uns tatsächlich dazu, daß wir beim Gold die zwei Wesensseiten, nämlich das glänzende Äußere und das tiefe Innerliche deutlich zu betrachten haben.

Faust sollte uns gerade bei der Besprechung des Goldes als das Mittel bei dem Zustand von Faust zu solchen Betrachtungen anregen.

Gäbe es nicht die Offenbarung, wüßten wir nicht, daß noch ein anderer Weg existiert, ein Weg, der uns wieder herausführt aus der Dämonie und dem Fluch des Goldes. Hier wird das Gold schließlich der Träger der Opferkraft und der Träger der Anbetung. Da, wo diese Macht, wo dieses Wesen seine Wirksamkeit entfaltet, da entsteht die Liebe. Der Engel, der den Apokalyptiker in das himmlische Jerusalem, das goldene Jerusalem schauen läßt, der trägt das goldene Rohr als

Maßstab der Weisheit. Denn der Maßstab der Weisheit ist nicht die Weisheit selbst, sondern ist die in ihr waltende Liebe. Die Weisheit, die von Liebe durchdrungen ist, der Wille, der in Liebe von Weisheit durchleuchtet ist, die bewirken den von dem Gold der Offenbarung durchdrungenen Zusammenhang alle seelischen Kräfte und Bewegungen des Gemütes, bis in seine Innerlichkeit hinein, in die Innerlichkeit, aus der die Liebe hervorquillt. Erinnern Sie sich an Faust, »Die Träne quillt, die Erde hat mich wieder«. Hier, so transparent wie ein Kristall, erscheint das Gold noch einmal. Goethe bringt uns im 2. Teil seines Faust diesen Gedanken noch einmal nahe. Es lohnt sich, mit diesem Gedanken über Gold zu meditieren:

>*Du weißt, das Bergvolk denkt und simuliert,*
ist in Natur- und Felsenschrift studiert.
Die Geister, längst dem flachen Land entzogen,
sind mehr als sonst dem Felsgebirg gewogen.
Sie wirken still durch labyrinthische Klüfte,
im edlen Gas metallisch-reicher Düfte,
in stetem Sondern, Prüfen und Verbinden
ihr einziger Trieb ist, Neues zu erfinden.
Mit leisem Finger geistiger Gewalten
erbauen sie durch-sichtige Gestalten;
dann im Kristall und seiner ewigen Schweignis
erblicken sie der Oberwelt Ereignis.«

Mehr wollen wir darüber nicht schreiben. Wir wollen das auf uns wirken lassen. Gold als Metall, Gold als Arzneimittel, etwas transparent gemacht.

Lachesis

Das Schlangengift enthält in seiner Wirkung die Tendenz zu Zerstörung und Auflösung, zu Vernichtung und Tod. Es steht im polaren Gegensatz zum Weiterbestehen des körperlichen Daseins. Es umfaßt in seiner Art das Ende und den Anfang — das Ende des paradiesischen Lebens und den Anfang des menschlichen Daseins in Wissen und Verantwortung um Leben und Tod.

Die Schlange hat eine bedeutende Position am Anfang und am Ende der Bibel. Am Ende, in der Offenbarung, ist der Drache, der Satan, die große Schlange, die das Weib verfolgt und ihre Leibesfrucht fressen will. Am Anfang wird über die Schlange berichtet:

> Und die Schlange war listiger denn alle Tiere auf dem Felde, die Gott der Herr gemacht hatte, und sprach zu dem Weibe:
> »...die Früchte des Baumes mitten im Garten ... welches Tages ihr davon esset, so werden eure Augen aufgetan und werdet sein wie Gott und wissen, was gut und böse ist.«

Und dann eben passierte die alte Geschichte, die das paradiesische Dasein beendete. Und zum Schluß kommt noch einmal die Bedeutung von Lachesis für die weiblichen Keimdrüsen heraus, diese besondere Beziehung zu den Ovarien:

> Da sprach Gott der Herr zu der Schlange: »Weil du solches getan hast, seist du verflucht vor allen Tieren auf dem Felde. Auf deinem Bauche sollst du gehen und Erde essen dein Leben lang. Und ich will Feindschaft setzen zwischen dir und dem Weibe und zwischen deinem Samen und ihrem Samen.
> Derselbe soll dir den Kopf zertreten
> und du wirst ihn in die Ferse stechen.«

Die Schlange hatte die Erkenntnis vermittelt, sie gab diese nicht selbst, aber sie war der Katalysator dazu, sie war die

Trägerin der List und des Wissens um den Weg zur Erkenntnis. Die Schlange verleitete den Menschen zum Ungehorsam gegen Gott, aber damit vermittelte sie dem Menschen den ersten Schritt auf dem Wege zu seiner Entfaltung.

Plato sagt am Ende eines seiner Gespräche:

> »...Und so wollen wir die Götter bitten, uns das kostbarste ihrer Geschenke zu geben: Die Erkenntnis.«

Die Schlange ist der Katalysator des Geistigen, und sie ist das Gift der Erde. Sie steht an der Position der Wandlung, und das umfaßt in seiner Art immer das Ende und den Anfang.

Genau an dieser Stelle in seinem Leben steht Shakespeares König Richard II., als er die Schlange beschwört. Seine Regierungszeit als absoluter König geht zu Ende, er stürzt über seine eigenen Intrigen, er wird entmachtet. Eine Zeit der tiefen Selbsterkenntnis führt für ihn einen neuen, letzten Lebenabschnitt herauf.

Während seiner Abwesenheit von England hat sich eine Rebellion ausgebreitet, er kehrt eilends zurück. Richard fühlt sich mit dem Himmel verbunden, und er appelliert an die Schlange, die mit der Erde verbunden ist.

Er betritt wieder sein Land, läßt sich zu Boden nieder und streichelt die Erde:

Ich grüße mit der Hand dich, teure Erde,
verwunden schon mit Pferdehuf dich Rebellen.
Vor Freude wein' ich, noch einmal
auf meinem Königreich zu stehen.

Wie eine Mutter, lang getrennt vom Kind,
mit Tränen spielt und Lächeln, sieht sie's wieder,
so weinend lächelnd grüß ich dich, mein Land,
und schmeichle dir mit königlichen Händen.

Nähr' deines Herren Feinde nicht, liebe Erde,
dein Süßes lab ihm nicht den Räubersinn.

Laß Spinnen und Kröten,
die dein Gift einsaugen,
sich in den Weg ihm legen,
zu plagen die verräterischen Füße.

Und − pflücken sie von deinem Busen Blumen,
laß, bitt ich, Nattern sie umlauern,
die mit der Doppelzunge gift'gem Stich
den Tod auf deines Herren Feinde schießen.

Hyoscyamus

Goethe schloß vor über 150 Jahren die Augen, die alle Schönheit dieser Welt ausgetrunken und in seherischem Schauen Jahrhunderte überblickt hatten. Eine ganze Welt hielt damals den Atem an. Gehörte er doch zu jenen Gestalten auf dieser Welt, die noch da sind, auch wenn sie gehen mußten.

Blättern wir in seinen Werken, lesen wir nicht nur oberflächlich über die Worte hin, so wird tief in der Seele unser Wissen um homöopathische Arzneimittelbilder zu einer Begegnung führen mit einigen großen und eindrucksvollen Gestalten seiner Werke. Wir haben Faust betrachtet im Studierzimmer mit Aurum. Lassen Sie mich jetzt hinführen zu Goethes Gretchen.

Der erste Teil der Tragödie »Faust« neigt sich dem Ende zu. Nicht lange nach dem wüsten Treiben der Walpurgisnacht, mit dem Mephisto seinen Herrn und Meister »in abgeschmackter Zerstreuung ablenkte« wird Faust plötzlich des Schicksals seiner verführten und verlassenen Geliebten inne, nachdem er sich lange genug der immer vernehmlicher werdenden Stimme seines Gewissens verschlossen hatte. Doch vergeblich.

Inzwischen ist Gretchen wegen Kindsmordes und Beiseiteschaffen ihrer Mutter, die für Treffen mit Faust im Wege war, zum Tode verurteilt worden. Faust ist fest entschlossen, sie mit Mephistos Hilfe zu entführen. Er langt »auf schwarzem Pferd daherbrausend« vor Gretchens Gefängnisstätte an. Da nun, das grausame Kerkerbild vor Augen, in dem die einst mit flammender Sinnlichkeit Geliebte den Tod erwartet, fällt Faust endlich eine erste Ahnung der wirklichen Schwere seiner Schuld an. Eine Schuld ist es, so groß, daß er sie früher viel zu gerne auf Mephisto hat abwälzen wollen.

Wir werden auch hier ein Arzneimittelbild finden, das uns sehr bekannt ist. Es handelt sich hier bei Gretchen, wie auch bei Penthesilea, Ödipus und Faust um die sehr klare und eindrucksvolle Schilderung von krankhaften seelischen Ausnahmezuständen. Und ich glaube, auch ohne in den Verdacht konstruierender Homöopathie zu geraten, mit Berechtigung nach einem Simile suchen zu dürfen. Mir kommt es einzig und allein darauf an, in den geschilderten Gestalten und besonderen Charakterzügen Symptome wiederzufinden, die sich mit unseren Arzneimittelbildern decken.

Wir gehen gemeinsam in die Kerkerszene, in der Faust, mit einem Bund Schlüssel und einer Lampe, vor einem eisernen Türchen, folgende Worte spricht:

> *»Mich faßt ein längst entwohnter Schauer,*
> *der Menschheit ganzer Jammer faßt mich an.*
> *Hier wohnt sie, hinter dieser feuchten Mauer,*
> *und ihr Verbrechen war ein guter Wahn!*
> *Du zauderst, zu ihr zu gehen!*
> *Du fürchtest, sie wiederzusehen!*
> *Fort! Dein Zagen zögert den Tod heran«.*

(Faust ergreift das Schloß, um hineinzugehen).

Ich werde die einzelnen Szenen ein wenig durcheinanderwürfeln, um ihnen so mit kleinen Ausschnitten aus der Kerkerszene bestimmte Situationen näherzubringen:
Gretchen verkennt in ihrer Seelenstörung den Geliebten, indem sie ihn für den erwarteten Henker hält. Es ist ein Symptom, das eben als »verkennen« geradezu in eine psychiatrische Krankengeschichte hereinpaßt. Eine echte symptomatische Psychose. Hier hat Goethe fast lehrbuchmäßig, Kraft seines dichterischen Genies, ein delirantes Zustandsbild geschildert, lange bevor die Psychiatrie und ihre Differenzierungen existierten.

Des besseren Verständnisses wegen darf ich Goethe, wenn auch nicht zusammenhängend, so doch in einigen kurzen Ausschnitten zitieren:

(Margarethe auf den Knien, verkennt den Hinzugetretenen Faust).

>*Wer hat Dir, Henker, diese Macht*
über mich gegeben!
Du holst mich schon um Mitternacht
erbarme Dich und laß mich leben.
Bin doch noch so jung, so jung!
Und soll schon sterben!
Schön war ich auch, und das war
mein Verderben.
Nah war der Freund, nun ist er weit;
zerrissen liegt der Kranz, die Blumen zerstreut,
fasse mich nicht zu gewaltsam an!
Schone mich, was habe ich Dir getan?
Laß mich nicht vergebens flehen,
hab Dich doch meine Tage nicht gesehen<.
Einige Zeilen weiter:

>*Ich bin nun ganz in Deiner Macht.*
Laß mich nur erst das Kind noch tränken.
ich herzte es diese ganze Nacht;
sie nahmen mir es, um mich zu kränken,
und sagen nun, ich hätte es umgebracht<.

In einer für symptomatisch-psychotische Zustände sehr charakteristischen Weise wechselt Gretchen nun von der nur gelegentlich psychotisch gefärbten Todesangst in ein delirantes Höllenerlebnis:

>*Oh, laß uns knien, die Heiligen anzurufen!*
Sieh! Unter diesen Stufen,
unter der Schwelle
siedet die Hölle!
Der Böse
mit furchtbarem Grimme
macht ein Getöse!<

Hier hatten wir den Höhepunkt des psychotischen Erlebnisses. Einen Höhepunkt noch am Anfang der Kerkerszene, bevor Faust auftritt:

> *»Meine Mutter, die Hur,*
> *die mich umbracht hat!*
> *Mein Vater, der Schelm,*
> *der mich gessen hat!*
> *Mein Schwesterlein klein*
> *hub auf die Bein,*
> *an einem kühlen Ort;*
> *da ward ich ein schönes Waldvögelein;*
> *fliege fort, fliege fort«.*

Ich will es bei diesen kurzen Zitaten belassen. Es scheint sich später noch alles im Sinne Faustens zu wandeln, denn in einem luziden Intervall erkennt ihn Gretchen. Stark gefühlsbetonte Erinnerungen steigen beglückend in ihr auf. Doch in all dem folgenden wird das tragische Schlußerlebnis der Gretchen-Tragödie bereits klar: Faustens innere Entfremdung der einst Geliebten gegenüber. Gretchen aber möchte »liebkosen« noch einmal ganz in der verlorenen Vergangenheit untertauchen, aber um so qualvoller kommt ihr dann mit psychotisch überhitzter Deutlichkeit die Erkenntnis der erbarmungslosen, eiskalten und nackten Gegenwart:

> *»Oh weh, Deine Lippen sind kalt,*
> *sind stumm.*
> *Wo ist Dein Liebe*
> *geblieben?*
> *Wer brachte mich drum?«*

(Sie wendet sich von ihm).

»Sie wendet sich von ihm«, In dieser unscheinbaren ganz kurzen Regieanweisung liegt der Angelpunkt der ganzen Kerkerszene, vielleicht der Gretchen-Tragödie überhaupt. Alles, was nun folgt,kann den erreichten Tatbestand nicht mehr ändern. Der Bruch ist zutagegetreten. Das verwirrte Denken Gret-

34

chens umkreist auch in den folgenden späteren Versen ihre im Grunde unfaßliche Erkenntnis, aber in verzweifelter Hoffnungslosigkeit finden wir in ihren gehetzten Worten immer hilflos klingende Verzweiflung.

Lassen Sie mich zunächst die für eine symptomatische Psychose charakteristischen Einzelheiten herausholen:

1. *Die ängstliche Stimmung.* Ich brauche sie nicht extra an Beispielen erläutern. In den eben zitierten Versen haben Sie einige Beispiele davon gehört.

2. *Der plötzliche Stimmungswechsel,* der dem Inhalt von Sinnestäuschung entspricht. Denken Sie dabei an die eben geschilderte Todesangst, die nur leicht psychotisch gefärbt ist, dann der plötzliche Wechsel in das delirante Höllenerlebnis.

3. *Haluzinationen.* Gretchen sah das Blut ihres Bruders an Faustens Hand und ihre Mutter neben sich sitzen.

4. *Verkennung.* Henker und Faust werden von Gretchen verkannt, Die oben zitierten Verse zeigen das Beispiel dafür.

5. *Schwere Fixierbarkeit.* Dieses Symptom zieht sich wie ein roter Faden durch die ganze Kerkerszene.

6. Durch Singen selbstgefertigter *Texte* von *unsinnigem Inhalt.* Ich habe Ihnen die Stelle zitiert, vom Vater, der sie gegessen hat.

Uns allen sind solche inkohaerente, schreckhafte, ängstliche und unmögliche,.aber nicht als umnöglich erkannte Erlebnisse bekannt, die untereinander, aber auch mit deliranten Zuständen eine gewisse Verwandtschaft besitzen.

Es sind dies Erlebnisse in Traum und Rausch. Wir müssen einen kleinen Augenblick bei der Einteilung der seelischen Störung Getchens verweilen.Woher nehmen wir die Berechtigung, ihre Geistesverwirrung als Psychose aufzufassen? Es kann dagegen ja eingewendet werden, es handle sich um eine psychogene Seelenstörung, wie wir sie bei Ophelia annehmen müssen. Eine solche Verwirrung der Gefühle können vielleicht auch für den vorangegangenen Kindesmord verantwortlich gemacht werden. Gegen solche Auffassung spricht, daß hierfür keine Psychose bemüht zu werden braucht. Die normal psychologische Motivation des Kindesmordes ist in der Gesamtsituation einmal der unehelichen Schwangerschaft und des Verlassenseins ausreichend gegeben, zumal noch die vernichtende Enttäuschung, die Gretchens absolut vertrauende Seele traf und schließlich ihre kleinbürgerliche Umgebung in Betracht gezogen werden muß. Man kann daher sagen, daß es müßig wäre, noch psychogene Seelenstörungen anzunehmen.

Von alters her ist eine ärztliche Regel, dann, wenn ein Zustandsbild mit einfachem Mittel erklärbar ist, nicht nach komplizierteren Verhältnissen zu suchen. Es fehlt ja außerdem ein wichtiges Indiz bei Gretchen, nämlich das theatralische, das auf Wirkung berechnete, das nun einmal zu den psychogenen hysteriformen Zuständen gehört. Gretchen singt ihr verwirrtes Liedchen ganz allein im Kerker und Faust bescheinigt ihr noch ausdrücklich: »Sie ahnet nicht, daß der Geliebte lauscht!« Ausschlaggebend für die Diagnose ist schließlich hier die sinnfällige Atmosphäre der ganzen Szene, die für eine exogene Psychose geradezu unheimlich echt wirkt.

Es war im Jahre 1956, als in der Homöopathie Francaise Monsieur Dubost eine Arbeit veröffentlichte:

>>*Essai de Systematisation des Remedes Homéopathiques dans les grands Syndromes Psychiatriques*«.

Hier habe ich erstmals konzentrierte Hinweise auf die homöopathische Behandlung psychiatrisch Kranker und die Behandlung seelischer Ausnahmezustände bekommen. Es sind in dieser Arbeit die Arzneimittel besonders auf ihre psychische Symptomatik betrachtet und differenziert worden.

Ich habe nun verschiedene Symptome aus mehreren Arzneimittellehren herausgenommen und will Sie Ihnen auch wieder vergleichsweise immer an zitierten Stellen aus Faust vorbringen, sie in Beziehung setzen zu den eben geschilderten Merkmalen der symptomatischen Psychose.

Plötzlicher Stimmungswechsel mit Delirien und Ruhelosigkeit. In diesen Symptomen der Arzneimittellehre, die wir im Text des Faust wiederfinden, haben wir bereits zwei Punkte der psychiatrischen Charakteristika.

Verkennen von Personen und Situationen; ich brauche sie nicht besonders zu erläutern. Sie erinnern sich an den Text, wo Gretchen Faust für ihren Henker hält.

Verzweiflung, Niedergeschlagenheit und Ängstlichkeit. Hier auch wieder denken Sie an den vorgeschriebenen Text.

Auch in der Psychose sind keine aus irgendwelchen außermenschlichen Bezirken stammende dämonischen Kräfte wirksam, wie man eine primitive Auffassung vergangener Zeiten annahm, sondern die Psychose bedient sich zu ihrer Entstehung bereitliegender Reaktionsweisen, die schließlich allen Menschen, je nach ihrer Veranlagung und nach ihrem Temperament mehr oder weniger zur Verfügung stehen.

Am Schluß vielleicht noch den Hinweis, daß ja im Hintergrund Mephisto, der Böse, bei der Krankheit von Gretchen seine Hand im Spiel hatte. Hier finden wir als Heilmittel eines der großen Zaubermittel des Mittelalters, ein Bestandteil der Hexensalbe, eine jener teuflischen Pflanzen, die mitunter nicht als Heil- sondern als Zaubermittel verwendet wurden. Ist hier die Nähe zu dem Simile nicht noch stärker spürbar als zu der ganzen Symptomatik.

Hyoscyamus

Das Bilsenkraut erzeugt als Salbe oder Trunk Sinnestäu-
schungen, Halluzinationen sowie das Gefühl, sich vom Leib
zu lösen – also den Hexenflug, so schildert Otto Leeser diese
Solanaceen-Wirkung. Und er schreibt weiter:

>»Die psychischen Symptome stehen bei Hyoscyamus sehr
im Vordergrund. Der weitaus größere Teil der psychischen
Symptome stammt aus den toxikologischen Protokollen.
Besonders die Delirien sind fast ausnahmslos Vergiftungs-
symptome ... Schwatzhaftigkeit, redet und murmelt unge-
reimte Dinge ... Niedergeschlagenheit, Unruhe, Selbstvorwürfe, Angst und Furchtzustände, man habe ihn vergif-
tet.«

In der Reihe der organischen Hinweise findet sich:
»Reißender oder stechender Schmerz in den Ohren.«
»Pustelartiger Hautausschlag, wie Pocken aussehend und
sich nach 4 Tagen schuppend.«

Diese Symptome an Psyche, Ohr und Haut finden sich in vor-
trefflicher Form in Shakespeares Hamlet. Aus der Handlung
des 1. Aktes ergibt sich:

Auf der Terrasse des dänischen Schlosses Kronborg erscheint
jede Nacht ein Gespenst, welches das Aussehen des kürzlich
verstorbenen Königs Hamlet hat. Prinz Hamlet, der Sohn des
verstorbenen Königs kommt mit dem Gespenst in ein Ge-
spräch und erfährt jetzt, daß sein Vater nicht durch angebli-
chen Schlangenbiß sondern durch Mord ums Leben kam. Der
Mörder sei der Bruder des Königs, der sich selbst zum König
gemacht habe und die Königswitwe, Hamlets Mutter, gehei-
ratet habe.

In den Worten des Hamlet-Gespenstes sind alle genannten
psychischen Symptome sowie die Hinweise auf Ohr und Haut
enthalten. Besonders stellen sich dar Halluzinationen sowie

das Gefühl, sich vom Leib zu lösen, Schwatzhaftigkeit,
Selbstvorwürfe, Unruhe und Vergiftungsfurcht.
Shakespeare, Hamlet, I,5

Ich bin deines Vaters Geist:
verdammt auf eine Zeitlang, nachts zu wandern
und tags gebannt zu fasten in der Glut,
bis die Verbrechen meiner Zeitlichkeit
hinweggeläutert sind...

Es heißt, daß, weil ich schlief in meinem Garten,
ein Wurm mich stach: So wird das Ohr des Reichs
durch den erlognen Hergang meines Todes
schmählich getäuscht. Doch wisse, edler Jüngling,
der Wurm, der deines Vaters Leben stach,
trägt seine Krone jetzt...

Doch still! Mich dünkt ich wittre Morgenluft.
Kurz laß mich sein: − − Da ich im Garten schlief,
wie immer meine Sitte nachmittags,
beschlich dein Oheim meine sichre Stunde,
mit Saft verfluchten Bilsenkrauts im Fläschchen,
und träufelt' in den Eingang meines Ohrs
das schwärende Gebräu, wovon die Wirkung
so mit des Menschen Blut in Feindschaft steht,
daß es durch die natürlichen Kanäle
des Körpers hurtig wie Quecksilber läuft
und wie ein saures Lab, in Milch getropft,
mit plötzlicher Gewalt gerinnen macht
das leichte, reine Blut. So tat es meinem,
und Aussatz schuppte sich mir augenblicklich,
wie einen Lazarus, mit ekler Rinde
ganz um den glatten Leib.

So ward ich schlafend und durch Bruderhand
um Leben, Krone, Weib mit eins gebracht,
in meiner Sünden Blüte hingerafft,
ohne Nachtmahl, ungebeichtet, ohne Ölung,
die Rechnung nicht geschlossen, ins Gericht
mit aller Schuld auf meinem Haupt gesandt!

Anacardium

Unter den griechischen Tragödien der drei großen Dichter Aischylos, Sophokles und Euripides steht der „Oidipus Tyrannos" des Sophokles unangefochten an erster Stelle. Die dramatische Wucht in dieser Tragödie, in ihrer immer wieder zurückgestauten, dann aber alles durchbrechenden Gewalt, ist bewundernswert. In absoluter Vollendung zeigt sie die klassische Einheit von Ort, Zeit und Handlung der griechischen Tragödie. Erbarmungslos und folgerichtig schreitet das Geschehen vorwärts. Nichts lenkt vom eigentlichen der Handlung ab, auch die zunächst selbständig scheinenden Motive münden schließlich in eine große tragische Entwicklung. Die Ohnmacht des menschlichen Wollens gegenüber den Gewalten des Schicksals, die Nichtigkeit menschlicher Motive und besten Willens, verglichen mit dem majestätisch unbeirrbaren Ablauf des Gottgewollten, kommt in dieser Dichtung zu absolut erschütternder Wirkung.

Die Charakterisierungskunst des Sophokles ringt uns Staunen ab. Neben dem heißblütigen, zu jähzornigen Ausbrüchen neigenden, aber vernünftigem Zuspruch zugänglichen und frommen Oidipus, der klug und rechtschaffen trotz seiner gezierten Charakterschwächen ein wahrer König ist, steht die ruhige, vornehme, durchgeistigte Jokaste, die nicht viel von Weissagungen und Göttersprüchen hält. Der dritte im Bunde ist Kreon, Jokastes Bruder. Ein ganzer Mann ist er, dabei von empfindlichem Ehrgefühl aber frei von nachtragendem Wesen.

Der Seher Teiresias ist trotz seines gottgegebenen Wissens durchaus als Mensch gezeichnet. Er läßt sich von Oidipus aus der priesterlichen Ruhe und Abgeklärtheit, die sein Beruf erfordert, herauslocken.

Er steht aber mannhaft zu seiner Überzeugung und zu seinem Wissen. Alle Nebenfiguren sind Menschen aus Fleisch und

Blut. Man denke nur an den Domestikenstolz des Hirten, der nicht als hergelaufener oder gekaufter Sklave, sondern als ein von Kind auf im Königspalast aufgezogener herrschaftlicher Diener betrachtet werden will.

Der Beginn der Tragödie zeigt den König Oidipus auf der Höhe seiner Macht als Tyrann von Theben. Vor den Stufen seines Palastes drängt sich die hilfesuchende Volksmenge, die von dem Wüten der Pest heimgesucht wird. Oidipus hört ihr Flehen um Rettung mitleidig an und erwartet mit seinem Volk schließlich seinen Schwager Kreon. Dieser kehrt nämlich eben mit einer Botschaft von Apoll aus Delphi zurück. Der Gott verkündet, die Seuche sei eine Strafe für Blutschande. Die Stadt Theben beherberge den Mörder des Laios, der als König von Theben der Vorgänger des Oidipus war. Laios war angeblich einst in der Fremde von Räubern erschlagen worden. Oidipus ist sofort bereit, die ehemals versäumte Sühne nachzuholen und verflucht den noch unbekannten Mörder:

> »...Ich will mit diesen Strafgeboten
> dem Gott verbünden mich und auch den Toten.
> Verflucht sei aber, wer die Tat beging
> und sich verbarg ob einzeln, ob im Ring
> von Spießgesellen, gilt mir gleich - Sein Leben sei elend
> und verloren fürderhin!
> Und was mich selbst betrifft, so hört es:
> Bin ich eines Tages bemüht, durch mein Verschulden
> den Mörder gar in meinem Haus zu dulden,
> so komme dieser Fluch auch auf mein Haupt!«

Nun befragt der König den Seher Teiresias; der will nicht mit der Sprache heraus und erklärt erst, als ihn der König des Mordplanes an Laios verdächtigt, daß Oidipus selbst der gesuchte Verbrecher sei. Dabei fällt ein Wort über die Eltern des Oidipus, das den König stutzig macht. Diese ungeheuerliche Beschuldigung des Sehers Teiresia nimmt er nicht ernst. Er vermutet vielmehr irgend ein Komplott:

Kreon, der die Befragung des Sehers anriet, hat mit diesem zusammen — so wähnt Oidipus — einen raffinierten Plan ausgesonnen, um ihn mit Hilfe gefälschter Orakelsprüche und Seherworte zu stürzen. Im Jähzorn sagt er seinen Verdacht dem Kreon auf den Kopf zu und will ihn hinrichten lassen. Nur durch die Beschwörung seiner Frau Jokaste, dessen Schwester, und der im Chor vereinten thebanischen Würdenträger können ihn zur Milde veranlassen. Als Jokaste von dem Seherspruch hört, hält sie ihm ein Beispiel aus dem eigenen Leben vor, um die Haltlosigkeit von Sehersprüchen zu beweisen:

Einst sei ihrem ersten Mann, eben dem ermordeten Laios, geweissagt worden, er werde durch die Hand des eigenen Sohnes fallen. Laios habe daraufhin sein neugeborenes Kind mit gefesselten Füßen im Gebirge aussetzen lassen, um dem Schicksalsspruch zu entgehen. Zwar sei Laios später doch erschlagen worden, aber nicht von seinem Sohn, sondern von Räubern an einer Kreuzung dreier Wege in der Fremde.

Diese letzte Bemerkung der Königin stürzt Oidipus in plötzliche Angst und er gesteht seiner Frau, daß er selbst einst in halber Notwehr einen Fremden beim Kreuzwege erschlug. Er befand sich damals auf der Flucht aus seiner Vaterstadt Korinth, weil er einen delphischen Orakelspruch vernommen hatte, wonach er seinen Vater erschlagen soll und seine Mutter heiraten werde.

So hätte er seine damals vermeintlichen Eltern dem König Polybos von Korinth und seine Frau Merope verlassen. Sollte er nun auf dem Wege nach Theben, wo er die Sphinx bezwang und die Stadt vor ihr rettete, ohne es zu wissen, tatsächlich den Laios erschlagen haben, dann lastet auf ihm sein eigener Fluch, der dem Königsmörder gilt. Vorläufig aber klammert sich Oidipus noch an die Aussage des einzigen Augenzeugen, daß nicht ein Mann, sonern viele Räuber den Laios erschlagen haben sollen.

Inzwischen nahet ein Bote aus Korinth mit der Nachricht, daß König Polybos verstorben sei und die Stadt dem Oidipus die Herrscherkrone anbiete. Befreit atmet Oidipus auf. Sein Vater ist nicht durch Sohnes Hand gefallen, sondern den Altersstod gestorben. Trotzdem verkündet er seine Absicht auch nach Übernahme der Herrschaft von Korinth, seiner Mutter nie wieder zu begegnen, damit auch der zweite Teil seines Seherspruches nicht in Erfüllung gehe.

Der Bote vernimmt diese Befürchtung mit Erstaunen:

Im gleichen Augenblick, in dem die geängstigte Seele des Oidipus sich beruhigen will, plaudert er unvorsichtig und in bester Absicht ein ihm von altersher bekanntes Geheimnis aus. Polybos, der nun verstorbene König von Korinth hatte keine Leibeserben und nahm Oidipus an Kindes Statt an. Der Name Oidipus (Schwellfuß) deutet auf die Folgen der gefesselten Füße hin, mit denen einst das Kind ausgesetzt würde. Mitleidige Seelen retteten es zu seinem eigenen Verderben.

Durch einen zweiten Zeugen, dem Hirten des Laios, der einst den Mord an seinem König sah, wird nun in dramatischer Wechselrede klar, was Jokaste inzwischen bereits erkannte:

Oidipus ist nicht nur der gesuchte Königsmörder, sondern er tötete darüberhinaus ahnungslos seinen Vater und heiratete sie, seine eigene Mutter, sodaß er mit jedem Schritt, durch den er die geweissagte Schuld zu vermeiden trachtete, nur tiefer in den Abgrund seines vorher bestimmten Schicksals hineintaumelte. Wie sich nun die Tragödie weiterentwickelt, wie sich Oidipus in tobender Verzweiflung gebährdet, das wollen wir uns vom Dichter selbst berichten lassen:

Ein Diener:

> *»Ein jeder wird mit Klagen mich beschwören,*
> *der mit dem Herrscherhause Mitleid hat!*
> *Ihr stets verehrten Bürger dieser Stadt,*
> *ihr werdet fürchterliches sehen und hören!«*

Der Diener berichtet nun, daß Jokaste tot sei und daß sie durch Selbstmord gestorben sei. Derselbe Diener berichtet aber weiter, wie Oidipus zu der toten Mutter hereinstürzte:

»Dann plötzlich stürzte Oidipus herein,
sodaß wir nicht mehr achteten ihr Ende.
Wir blickten nur auf ihn, der unter Schreien
uns fragte, wo er seine Gattin fände,
die doch zugleich nicht Gattin sei - das Weib
das zweifach teilte seinen Mutterleib
für ihn und seine Kinder.
Und es fand der Rasende durch Zufall das Gemach;
denn niemand, der von uns im Hause, stand hat's ihm
gewiesen.
Schreiend er zerbrach
die Doppeltür als würde seinem Drängen der Weg ge-
zeigt.
Er bricht ins Zimmer ein - da sehn wir sie in einer
Schlinge hängen
und wieder hören Oidipus wir schreien:
Entsetzlich brüllt er auf - und löst den Strick,
der seiner Frau geschlungen ums Genick.
Doch als sie lag am Boden vor ihm - da wars
grauenvoll zu sehen, was geschah:
Er riß vom Kleide ihr die Goldgeschmeide,
den Spangenschmuck,
und hob sie hoch empor
und stieß sie tief in die Augen beide,
und dunkle Worte stieß sein Mund hervor:
Weil nicht gesehen einstmals seine Augen,
was böses er getan, was ihm geschah,
drum sollten sie nur noch fürs Dunkle taugen
und nie mehr sehen, die er frevelen sah.

So rief er, hub dabei die Augenlider;
nicht einmal stieß er sich, nein, immer wieder
in beide Augen tief hinein die Spangen.
Ein schwarzer Regen Blutes troff hernieder,
nicht Tropfen nur benetzten seine Wangen.
So ist das Unglück über zwei, nicht einen hereingebro-
chen -
Mann und Weib zugleich.
Gesegnet war der König einst und reich;
an diesem Tage aber sind das Weinen,
der Tod, die Schmach, das Unheil hier zu Haus.
Von allen Leiden schließ ich keines aus«.

Der Diener berichtet weiter von den ganzen Untaten, wie Jokaste verstorben ist, wie sie ihre letzten Worte sagte und was
sie da sagte. Blutüberströmt und geblendet durch die goldenen Spangenstiche in die Augen tritt nun Oidipus aus dem Pa-
last hervor, um sich, wie er seinem Diener befiehlt, dem Volk
zu zeigen, er sei der Vatermörder und der Mörder seiner Mutter, die er auch noch sündhaft ehelichte und er bitte um die
Verbannung aus Schande, denn er habe das Furchtbare ver-
brochen, weswegen er selbst den Fluch ausgesprochen. An
dieser Stelle, wo er heraustritt, singt der Chor:

»Schrecklich ist dein Leid zu sehen für uns Menschen
fürchterlich!
Schlimmeres ist nie geschehen; welcher Wahnsinn
packte dich!
Welches Dämons gräßlich Wüten,
drang auf dich Unseliger ein?
Schaudernd meine Zunge hütend,
will ich stumm vor Schrecken sein.
Denn ich möchte vieles fragen
dich, der vom Geschick geschlagen
Unheil brach auf uns herein«.

Oidipus:
»Wehe, wehe, wohin werde ich geführt?
Zu welcher Erde stürmend wie der Flug der Aare,
Dämon, reist mich deine Macht?«
Hier antwortet der Chor:
»In die schrecklich unsichtbare
unhörbare Schicksalsnacht«.

So vollendete sich das Geschick des Königs Oidipus, wie es die unerbittliche Gewalt der Gottheit über ihn verhängt hatte, die unentrinnbar war. Hier ist nicht die Frage, ist das Schicksal durch seine Schuld entstanden, oder war er schuldlos? Die Philologen streiten sich noch darüber. Der eine spricht vom wirklichen Geschehen, der andere sieht hier eine Unschuld bei einem Menschen, der einfach an seinem roten Schicksalsfaden scheiterte. Aber gibt es einen gerechten Totschlag oder gar ähnliches? Nun, dieses zu beantworten ist nicht unsere Frage.

Für uns entsteht die Frage nach dem Arzneimittelbild. Nehmen wir wieder mehrere Arzneimittellehren zu Hilfe und bringen die wichtigsten Dinge zusammen.

Da stehen sie:
»In auffallender Weise« werden die psychischen Funktionen verändert. Es kommt zu einem Zustand von Angst. Wir haben an einigen Stellen der wenigen Verse bereits die Angst herausgehört, ich brauche es nicht noch einmal zu wiederholen. In den Arzneimittellehren lesen wir weiter:Er meint unter dem Einfluß von zwei sich widerstreitenden Willen zu stehen«.

Wenn Sie es einmal genau betrachten, so bringt Oidipus hier an einigen Stellen immer wieder die Frage auf, »war ich es, der es wollte, war es ein fremder Wille?«

»Ungewöhlich reizbar« lesen wir in der Arzneimittellehre. »Er poltert und schimpft, er ist unbeherrscht, er wird gewalttätig gegen sich und gegen andere«.

Ganz deutlich in den wenigen Zeilen. Er will seinen Schwager Kreon hinrichten lassen, aber er will auch sich selbst richten. Er reißt die Spangen von seiner toten Frau bzw. Mutter vom Gewand herunter und sticht sie sich in die Augen. »Gewalttätig gegen sich selber«. Neben diesem Ausbruch an Heftigkeit und Gewalttätigkeit sehen wir, er flucht und schwört und ganz vordergründig in der Arzneimittellehre finden wir: »Er flucht, er verflucht und er schwört«.

Mangel an Selbstvertrauen wird hervorgebracht. Haben Sie diesen Mangel an Selbstvertrauen nicht selbst herausgelesen aus diesen Versen?

Nicht alles wurde hier geschrieben, was vorzulegen war. Es handelt sich ja nicht um einen literarischen Rahmen. »Halluzinationen, daß er glaubt, zwei verschiedene Willen hätten von ihm Besitz ergriffen«. Hier wieder einige Stellen, wo dies deutlich zum Ausdruck gebracht wird. Schreckliche angstvolle Träume stehen auch am Arzneimittelbild. In diesen Versen war nichts von diesen Träumen zu finden. Wir finden aber andere Verse, wo er noch von den Träumen spricht, die er des nachts hatte und die schrecklich waren.

Verzeihen werden Sie, daß in keinem der Verse die beherrschende Modalität von Anacardium gefunden werden konnte, nämlich Besserung durch Essen. Nun die ganze sophoklische Tragödie spielt ja mehr auf der psychischen Ebene, wo das Essen ja kaum eine Rolle spielt. An einer Stelle aber, ich will den Text nicht vergewaltigen, könnte man fast eine Besserung durch Essen konstruieren. Aber auch nur bei der vorher gereizten Stimmung, die nach dem Essen sich dann bessert. Dabei weiß man nicht sicher, ob das nicht die bereits beginnende Müdigkeit ist, die so eine Besserung der Gereiztheit mit sich bringt. Doch ist es ja gleich, ob wir das Bild des Oidipus betrachten, oder ob wir das Arzneimittelbild von Anacardium betrachten. Bei beiden ist etwas gemeinsam, nämlich:

Die wahre, und gerade weil sie ewig menschlich ist, erschütternde Tragödie vom schicksalshaften Ablauf des Lebens und seiner Krankheit. Sie entspringt am unentrinnbaren Erbteil, auf dem die Persönlichkeit des einzelnen aufgebaut ist, und daß dem Menschen, nach ewigen nicht willkürlich wandelbaren Gesetzen werden und vergehen läßt. Die Arzneimittelkenntnis vermag in diesem Fall ein wenig über das allgemeine künstlerische Verstehen hinaus zum tieferen Verständnis beitragen. Bei einem Arzneimittel mit starken psychosomatischen Symptomen.

Herr Dr. Becker aus Freiburg hat mich darauf hingewiesen, daß besonders aus der Frage heraus »War ich es, der es wollte, war es ein fremder Wille?« Und die Frage des unentrinnbaren schicksalhaften Erbteiles. Er berichtete mir, daß bei der Durcharbeitung des Arzneimittelbildes von Anacardium ihm einige Dinge aufgefallen seien:

Anacardium wird hergestellt aus der mittleren Schicht der Elefantenlaus oder der Malaganuß zwischen Schale und Kern (»Pflockgefühl«), die eine Art Milch enthält. Diese Milch wird schwarz, wenn sie einmal an der Luft ist. Dieses sehr eigenartige Geschehen wird uns etwas weiter unten noch beschäftigen müssen. Bei Hering finden wir noch ein Gemütsymptom »hat die fixe Idee, ihr Mann ist nicht ihr Mann, ihr Kind ist nicht ihr Kind«. Das trifft doch genau die Ausgangslage von Oidipus. Schon bei Hahnemann weisen zwei Symptome auf die Schicksalsdramatik, nämlich die Phantasie, Täuschung, es war ihm, als wenn er seinen Namen rufen hörte von der Stimme seiner weit entfernten Mutter oder Schwester. Dabei ein Unglück ahnendes Gefühl und Angst. »Ein weiteres, ängstliche Besorgnis und tiefe Gedanken beim Nachsinnen über sein jetziges und künftiges Schicksal«. Ähnlich finden wir es bei Allen: »Die Zukunft erscheint ihm gefährlich, als ob nichts als Unglück und Gefahr für ihn reserviert wären, Mangel an Selbstvertrauen in seiner Stärke und Verzweiflung«. Vielleicht ist der so bekannte Mangel an Selbstvertrauen bei Anacardium besser zu verstehen als

Schicksalsverzweiflung. Auch die bekannte Gewissensangst, als hätte er ein Verbrechen begangen, paßt in diese Richtung. Diese ganze Schicksalsproblematik von Anacardium muß noch in einem Zusammnenhang gebracht werden mit dem Leitsymptom »fühlt sich unter der Macht zwei widerstrebenden Willen, von denen der eine befiehlt, was der andere verbietet«.

Es scheint mir noch ein tiefgründigerer Komplex von Anacardium berührt zu werden, auf den man bei Erich Fromm stoßen kann in seiner Abhandlung »Märchen, Mythen, Träume«. Auf Seite 131 - 154 über Oidipus. Es wird da die alte matriarchalische Geisteshaltung gegenüber der neuen patriarchalischen dargestellt, wobei Oidipus das untergehende Mutterrecht verkörpere, gegen das seine Mutter verstoßen habe, indem sie ihn aussetzte. Nach einem haßerfüllten, von der partriarchalischen Welt abgeschiedenen Lebens in Blindheit, findet Oidipus schließlich einen seltsam friedvollen Tod, in dem er lebend von der Mutter Erde wieder aufgenommen wird, wie sonst kein Sterblicher. Bitte lesen Sie Fromm an dieser Stelle selbst nach, um die Darstellung, er beruft sich dabei auf die Darstellung des Mutterrechtes von Bachofen deutlich zu erkennen. Es kommt aber auch zu dem Konflikt, in der das stoffliche Leben, denken Sie bitte an die Besserung durch Essen, eine große Rolle spielt und in diesen Konflikt ist Oidipus durch sein Schicksal beispielhaft verstrickt, auch Anacardium selbst, das aus einer an der äußeren Umwelt schwarz werdenden Milch hergestellt wird. Es ist erstaunlich, wie transparent die psychischen Bilder vom Arzneimittel hier werden.

Diese Transparenz wird noch größer. Wir sehen, daß dieser Konflikt bei Anacardium und Oidipus verbunden in einer anfänglichen geistigen Höchstleistung ist, einer geistigen Überanstrengung, nämlich der Lösung des Sphinxrätsels. Das zwar das Menschenschicksal intellektuell fassen kann, wodurch aber die tieferen Konflikte nicht gelöst werden können.

Natrium muriaticum

Otto Leeser schreibt:

Natrium muriaticum weint leicht, der Versuch zu trösten verschlimmert. Der Kummer wirkt tief und nachhaltig. Der Patient will nicht bemitleidet sein, verheimlicht die Ursache seiner Depression. In dieser Depression liegt etwas Gespanntes. Die Kopfschmerzen sind klopfend wie von tausend kleinen Hämmern. Vor Beginn der Kopfschmerzen:

Gesichtsverdunkelung, Funken- und zackige Feuererscheinungen vor den Augen. Es besteht besondere Empfindlichkeit gegen äußere Eindrücke, besonders plötzliche Geräusche.

Hahnemann, Chronische Krankheiten, findet schon das klassische psychische Symptom:

Melancholie, zugefügte Beleidigungen konnte sie nicht aus den Gedanken loswerden. Wenn sie an die längst vergangene Not nur denkt, treten ihr die Tränen in die Augen.

Andererseits findet sich im Kent unter: Schwermut, kann nicht weinen nur Natrium muriaticum im 3. Grad.
Bei der Zusammenfassung dieser Symptome ist die Darstellung jenes Bildes erlaubt, wie es sich findet in der Bibel 1. Mose, 19.
Am Rande des Geschehens wird die Geschichte erzählt von dem Weib des Lot – nicht einmal ihr Name ist überliefert, aber ihr Symptom wurde sprichwörtlich.
Die Vernichtung der Städte Sodom und Gomorra ist für den Herrn eine beschlossene Sache, und also geschieht die Erd-Katastrophe. Nur Lot soll gerettet werden – sonst niemand.

Da nun die Morgenröte aufging, hießen die Engel den Lot eilen und sprachen: »Mache dich auf, nimm dein Weib und deine zwei Töchter, die vorhanden sind, daß du nicht auch umkommest in der Missetat dieser Stadt.«

Da er aber verzog, ergriffen die Männer ihn und sein Weib und seine zwei Töchter bei der Hand, darum daß der Herr ihn verschonte, und führten ihn hinaus und ließen ihn draußen vor der Stadt.

Und als sie ihn hatten hinausgebracht, sprach er: »Errette deine Seele und sieh nicht hinter dich. Auf den Berg rette dich, daß du nicht umkommst.«

Und die Sonne war aufgegangen auf Erden. Da ließ der Herr Schwefel und Feuer regnen von dem Herrn vom Himmel herab auf Sodom und Gomorra und kehrte die Städte um und die ganze Gegend und alle Einwohner der Städte und was auf dem Lande gewachsen war.

Und dann kommt dieser wesentliche, der nächste Satz:

Und sein Weib sah hinter sich und ward zur Salzsäule...

Der Natrium-muriaticum-Mensch ist im Grunde sehr gefühlvoll, und er ist daher sehr mitfühlend. Aber er möchte seine Gefühle nicht gern sehen lassen. Keiner soll merken, wie es in ihm arbeitet.

Diese Frau erleidet an diesem Morgen eine schreckliche Not. In einer gewaltigen Naturkatastrophe wird vor ihren Augen etwas zerstört, das auch ein Teil ihrer Selbst war. Sie steht da und sieht, wie gerade ihre Heimat vernichtet wird, der Boden, der sie ernährt hatte und auf dem sie gewachsen war, wird aufgerissen und umgepflügt. Das war notwendig nach Gottes Willen, aber deswegen wird ihr Schmerz nicht geringer. Diese Not kann ihr niemand lindern – nicht die Einsicht, nicht die Liebe, nicht einmal der Himmel. Und daß sie sich doch – entgegen dem Rat des rettenden Engels – umgedreht hat, wer will ihr das verdenken. Das war der Abschied von der Heimat, von »zu Hause«, von der Basis des bisherigen Lebens, von den Gräbern der Eltern, von allem Gewachsenen – da mußte sie sich umschauen – »und ward zur Salzsäule«.

Sie versteinerte innerlich, sie erstarrte vor Kummer und Not. Bei Natrium-muriaticum ist der Säftehaushalt gestört, alles läuft falsch, die Mineralien, die Elektrolyte, der Flüssigkeits-Strom als Ernährer. Und in der Psyche ist es die kummervolle Not, das Bild des Schocks, der Stau der salzigen Tränen. Es sind die beim Erleiden nicht geweinten Tränen — das Bild von Natrium-muriaticum.

Lilium Tigrinum

Die ganze lebendige Kraft dichterischen Könnens und künstlerischer Intuition finden wir konzentriert herausgearbeitet in der psychopathologischen Seite einer Figur, die wir neben ein Arzneimittelbild stellen können. Ich persönlich glaube, daß man auf diesem Wege die Durchdringung eines Arzneimittelbildes aber auch die Vertiefung des Verständnisses für Schönheit und die Gewalt dichterischer Kunst erreichen kann. Bei der Lektüre von Kleists »Penthesilea« können Sie das Arzneimittelbild von Lilium Tigrinum viel besser verstehen:

Penthesilea, die Figur mit den hysterischen Charakterzügen besonderer Prägung, das Verhalten Penthesileas, der Widerspruch in sich selbst, der sich wie ein roter Faden durch das dramatische Geschehen zieht.

Das Heer der Griechen und die Schar der Amazonen stehen kurz vor dem Gefecht. Penthesilea, die tapferste und die schönste der Amazonen, deshalb auch ihre Führerin, geht mit widerstrebenden Gefühlen in die Schlacht, spürt doch die kampfeslustige, daß sie schon besiegt ist, besser gesagt, ihr Herz schon besiegt ist von Achill.

Schon im ersten Auftritt der Kleist'schen Tragödie schildert Diomedes das eigentümliche, Penthesilea und Achill verbindende Verhältnis mit folgenden Worten:

> »Oft, aus der sonderbaren Wut zu schließen,
> mit welcher sie, im Kampfgewühl, den Sohn
> der Thetis sucht, scheint's uns, als ob ein Haß
> persönlich wider ihn die Brust ihr füllte.
> So folgt, so hungerheiß, die Wölfin nicht,
> durch Wälder, die der Schnee bedeckt, der Beute,
> die sich ihr Auge grimmig auserkor,
> als sie, durch unsere Schlachtreihen, dem Achill,
> doch jüngst in einem Augenblick, da schon
> sein Leben war in ihre Macht gegeben,

> *gab sie es lächelnd, ein Geschenk, ihm wieder:*
> *Er stieg zum Orkus, wenn sie ihn nicht hielt«.*

Wir finden hier sofort das Kernstück des immer wiederkehrenden Verhaltens Penthesileas. Den Widerspruch in sich selbst, der sich wie ein roter Faden durch das dramatische Geschehen zieht. Im weiteren Verlauf stürmen Achill und Penthesilea aufeinander ein, sie fällt, durch seinen Lanzenstoß getroffen, bewußtlos vom Pferd. Die Gefährtin der Königin rettet sie mit einigen anderen Amazonen, ihre Herrin kommt wieder zu sich und mit schwacher Stimme ruft sie aus:

> *»Hetzt alle Hunde auf ihn! Mit Feuerbränden*
> *die Elefanten peitschet auf ihn los!*
> *Mit Sichelwagen schmettert auf ihn ein,*
> *und mähet seine üppigen Glieder nieder!«.*

Eben noch stößt sie Verwünschungen mit diesen Versen aus, um Sekunden später fast ein Liebesgeständnis zu machen:

> *»Will ich ihn dann zum Orkus niederschleudern?*
> *Ich will ihn ja, ihr ewigen Götter, nur*
> *an diese Brust will ich ihn niederziehn!«.*

Im folgenden Vers finden wir die widerspruchsvolle Zerrissenheit Penthesileas, die sich ausdrückt, auch in dem Wunsch, gleichzeitig ruhmreiche Kriegerin und Frau, betörende Frau zu sein:

> *»Laßt ihn mit Pferden häuptlings heim mich schleifen,*
> *den Hunden mag er ihn zur Morgenspeise,*
> *dem scheußlichen Geschlecht der Vögel bieten.*
> *Staub lieber, als ein Weib sein, das nicht reizt.«*

Der 15. Auftritt bringt jene unvergleichlich zarte Liebesszene, die in so seltsamem Gegensatz zu den schwerterklingenden und blutigen Auftritten der übrigen Tragödie steht:

Sie bekränzt ihren Geliebten mit roten Rosen; und wie auch Achill unter ihrem erotisierenden Einfluß poetische Reden führt, ist äußerst fein herausgearbeitet und macht das Lesen dieser Szenen zu einem Genuß, aber auch zu einem Genuß in

Richtung des Verständnisses des Arzneimittelbildes. Sie erzählt ihm darüber, sie möchte einige schöne unbeschwerte Wochen lang ihn in den Armen halten, wie beim Rosenfest der Amazonen.Lesen Sie die kennzeichnenden Verse aus Penthesileas Mund:

> »....Meiner Seele ging
> die große Welt des heitern Krieges auf.
> Ich dachte so: Wenn sie sich allzusamt,
> die großen Augenblicke der Geschichte,
> wir wiederholten, wenn die ganze Schar
> der Helden, die die hohen Lieder feiern,
> herab mir aus den Sternen stieg', ich fände
> doch keinen Trefflichern, den ich mit Rosen
> bekränzt' als ihn, den mir die Mutter ausersehen,
> den Lieben, Wilden, Süßen, Schrecklichen,
> den Überwinder Hektors! Oh Pelide!
> Mein ewiger Gedanke, wenn ich wachte,
> mein ewiger Traum warst Du!«.

Ich kann nicht die ganze Tragödie schildern, die bis zum Wahnsinn in Liebesraserei lebende Penthesilea. Es ist gerade in dem Kleist'schen Werk so deutlich, sich auf der einen Seite absichtlich in exaltierte Zustände hereinzusteigen. Die sich dann einstellende Überzeugung von der Echtheit des Erlebten auf der anderen Seite geben dem Hysterischen jenes schillernde, immer wieder zu zwiespältiger Beurteilung herausfordernde Colorid.

Die exaltierte Erregung finden wir immer wieder aufs Neue, in maßlos übertriebenen Ausbrüchen Penthesileas auf dem Gebiete der Liebe, des Zornes, der Verzweiflung. Immer geht der Affekt mit ihr durch. Penthesilea war nicht verrückt. Sie reagierte nur gemäß ihrem hysterischen Charakter. In allen Ausbrüchen der Raserei aber verwendete Kleist so charakteristisch Penthesilea, auch wenn er sie mit allen Wahnsinnszeichen auftreten läßt, nur solche Ausdruckmittel, die auch dem

Gesunden mit echtem Affekt zur Verfügung stehen. Die dramatischen Äußerungen sprengen zwar die Genzen bürgerlicher Alltagsgefühle, zeigen aber auch deutlich, welche Spannungsbögen von Leidenschaften im menschlichen Herzen schlechthin bestehen können. Schalten wir nun bei der Betrachtung von Penthesileas Charakter Murex pupurea und Sepia aus, wenn diese auch für hysterische Charaktere in Frage kommen, so bleiben nur zwei andere Mittel übrig, von denen aber das eine, nämlich Platin, trotz großer Ähnlichkeit nicht den Kern trifft. Wir finden in seinem Arzneimittelbild den raschen Umschlag der Stimmung. Selbst überhebliche Charaktere, unbefriedigte sexuelle Überreizung, tiefe Verstimmung, Stolz und Angst. Aber alle diese Symptome finden wir auch bei Lachesis oder bei Naja, wir finden sie auch bei Tarantula und bei Sepia. Bei Lilium Tirgrinum kommen wir zu einem anderen Bild: Die große Ruhelosigkeit, ständig von innerer Hast getrieben, das Gefühl innerer Unruhe mit Verzweiflung, die Furcht verrückt zu werden, abwechselnd mit innerer sexueller und erotischer Erregung; und der Kernpunkt: Wünscht sich Selbstvernichtung im Wahn, zerbricht an ihrer Liebe und vernichtet sich selbst, findet ihre höchste Befriedigung in der Selbstvernichtung. Lassen Sie mich noch zwei Beispiele kurz herausbringen: Einmal jene Szene, wo Kleist versucht, mit psychologischer Meisterschaft, die inneren Zusammenhänge der Liebesraserei Penthesileas zu analysieren:

> *»Wie manche, die am Hals des Freundes hängt,*
> *sagt wohl das Wort: Sie lieb ihn, oh so sehr,*
> *daß sie vor Liebe gleich ihn essen könnte;*
> *auch hinterher, das Wort geprüft, die Närrin!*
> *Gesättigt sein zum Ekel ist sie schon.*
> *Nun, Du Geliebter, so verfuhr ich nicht.*
> *Sieh her; als ich an deinem Halse hing,*
> *hab ich's wahrhaftig Wort für Wort getan«.*

Und zum Schluß findet Penthesilea ihre höchste Befriedigung in der Selbstvernichtung, zerbricht an ihrer Liebe und vernichtet sich selbst. Lassen Sie mich die letzten Worte Penthesileas vor ihrem Tod zitieren:

> *»Denn jetzt steig' ich in meinen Busen nieder,*
> *gleich einem Schacht und grabe, kalt wie Erz,*
> *mir ein vernichtendes Gefühl hervor.*
> *Dies Erz, dies läutre ich in der Glut des Jammers*
> *hart mir zu Stahl; trink es mit Gift sodann*
> *heiß ätzendem, der Reue, durch und durch;*
> *trag es der Hoffnung ewigen Amboß zu,*
> *und schärf und spitz' es mir zu einem Dolch;*
> *und diesem Dolch jetzt reich ich meine Brust.«*

Sie fällt und stirbt. Diese letzten typischen Worte unterstreichen dieses Allerletzte von Penthesilea. Die zu ihrem Tod selbst gesprochenen Worte führen zu Lilium Tigrinum. Auch in diesen Worten Penthesileas hören wir ein Anklingen an die tiefe, reichlich bekannte Amphotonie im Zyklus des Weibes durch: Hier in der seelischen Sphäre als Ausdruck dieser Pendelschwingung in den letzten Worten:

> *»Glut des Jammers!« »Kalt wie Erz!«.*

Wenn ich hier nur fragmentarisch aus Kleists Penthesilea zitiert habe, dann nicht um die klassische Literatur zu zerpflükken. Ich wollte nur das Charakteristische, das psychische und auch charakterliche im Arzneimittelbild von Lilium Tirgrinum lebendig erstehen lassen. Hier an einem Fall, an dem Fall Penthesilea, das Arzneimittel Lilium Tigrinum.

Lilium tigrinum I

Bei Lilium tigrinum denkt man zuerst in der Literatur an Kleists Penthesilea, an diese von Willibald Gawlik aufgezeigten eindrucksvollen Ähnlichkeiten im Charakter zwischen Lilie und Amazonenfürstin.

In einer anderen Schau findet sich die Lilie in den Mythen der Antike, in den Metamorphosen des Publius Ovidius Naso — mit dem Dichternamen Ovid.

Nur — es handelt sich nicht wie bei Kleists Penthesilea um einen Vergleich mit einer weiblichen Person, sondern es geht bei Ovid um einen Mann. Aber so ganz sicher ist das auch wieder nicht, denn dieser schöne junge Mann mit dem Namen Hyakinthos trägt feminine Züge.

Willibald Gawlik schreibt von der
>»widerspruchsvollen Zerrissenheit Penthesileas, die sich
>ausdrückt, auch in dem Wunsch, gleichzeitig ruhmreiche
>Kriegerin und betörende Frau zu sein«.

Hyakinthos erscheint hier als ein Gegenstück zu Penthesilea, nur hat er nicht die gewaltige Aktivität dieser Frau, zumal seine Geschichte auch mehr passiver Natur ist.
Die Hyazinthe gehört zur Familie der Liliengewächse, sie ist eigentlich eine purpurne Lilie. Insoweit ist sie also eine Verwandte der Tigerlilie.

>Leeser sagt: Lilium ist eine vergröberte Pulsatilla-Patien-
>tin, eine hastige, gewalttätige, uteruskranke Neuropa-
>thin.

Die Lilie ist überwiegend ein Frauenmittel, beim Manne sind Herzsymptome angegeben. In Gerd-Wittes Kompendium findet sich 2-wertig:
>*Gliederschmerzen im rechten Arm mit Herzsymptomen.*
Aber der Lilie und der Hyazinthe gemeinsam ist die »Weise von Liebe und Tod«.

Hyakinthos war ein junger Mann von außerordentlicher Schönheit und wurde gleichzeitig geliebt und als Freund begehrt von Apollo und von Zephyros, dem Gott des Westwindes. Hyakinthos zog Apollo vor, und dafür rächte sich Zephyros.

Apollo und Hyakinthos vergnügten sich mit dem Sportlichen Diskuswerfen. Als Apollo den Diskus warf, änderte der Westwind die Richtung der fliegenden Scheibe, so daß Hyakinthos am Kopf getroffen wurde.

...Die Scheibe dir, Hyacinthus ins Antlitz. Der Gott, er erbleichte
so wie der Knabe. Er fängt den zusammengesunkenen Leib auf,
sucht ihn wieder zu wärmen, die schreckliche Wunde zu stillen,
sucht mit Hilfe von Kräutern die fliehende Seele zu halten.
Doch umsonst seine Kunst: Es war unheilbar die Wunde.
Wie, wenn Veilchen einer und Mohn im berieselten Garten
oder Lilien bricht mit den gelben starrenden Zungen,
und sie lassen, verwelkt, auf einmal hängen die Köpfe,
halten sich aufrecht nicht mehr und blicken nieder zur Erde,
so hangt sterbend sein Antlitz, den Nacken verläßt seine Kraft, und,
selbst sich zur Last, das Haupt, es sinkt herab auf die Schulter.
Das Blut, das versprengt die Kräuter am Boden gezeichnet, hört auf,
Blut zu sein, und leuchtender rot als tyrische Säfte
wuchs eine Blume, gewann die Gestalt einer Lilie. Nur ist
Purpurfarbe ihr eigen und jener Schimmer des Silbers.
Ewig bist du, Hyakinthos, nun doch: Sooft der erneute
Frühling den Winter verjagt und der Widder folgt auf die nassen
Fische, erstehst du neu und blühst auf den grünenden Wiesen.

Lilium tigrinum II

Dr. Willibald Gawlik zeichnet die treffende Parallele zwischen Kleists Penthesilea-Charakter und dem Arzneimittelbild der Lilie. Penthesilea will gleichzeitig »ruhmreiche Kriegerin und betörende Frau« sein.

Eine kämpfende Frau mit der Waffe in der Hand bietet allemal das Bild der »widerspruchsvollen Zerrissenheit«. In einer ähnlichen Lage befindet sich auch Schillers Jungfrau von Orleans – mit dem Unterschied: Johanna möchte die Liebe ablehnen und nur eine reine Kämpferin in ihrem Gott-gesandten Auftrag sein.

Im Kampf trifft Johanna auf den englischen Soldaten Montgomery. Dieser ahnt sein Schicksal, denn bisher wurden alle Kämpfer von Johanna besiegt und getötet. Montgomery fleht um Schonung:

> *Montgom.* Nicht schrecklich bist du in der Nähe anzuschaun,
> es zieht das Herz mich zu der lieblichen Gestalt.
> O bei der Milde deines zärtlichen Geschlechts
> fleh ich dich an: Erbarme meiner Jugend dich!

> *Johanna.*Nicht mein Geschlecht beschwöre! Nenne mich nicht Weib, gleichwie die körperlosen Geister, die nicht frei'n
> auf ird'sche Weise, schließ ich mich an kein Geschlecht
> der Menschen an, und dieser Panzer deckt kein Herz.

> *Montgom.* O bei der Liebe heilig waltendem Gesetz,
> dem alle Herzen huldigen, beschwör' ich dich...

> *Johanna* Du rufest lauter irdisch fremde Götter an,
> die mir nicht heilig noch verehrlich sind. Ich weiß
> nichts von der Liebe Bündnis, das du mir beschwörst,
> und nimmer kennen werd' ich ihren eiteln Dienst.
> Verteidige dein Leben, denn dir ruft der Tod.

Daß die Lilie zu Johanna gehört, wird an drei Szenen deutlich. Der König stellt Johanna an die Spitze des desparaten französischen Heeres. Nur eine Waffe für sie fehlt noch. Johanna weiß eine:

> Ich weiß ein Schwert, durch das ich siegen werde.
> Sende nach der alten Stadt
> Fierboys, dort, auf Sankt Kathrinens Kirchhof,
> ist ein Gewölb, wo vieles Eisen liegt,
> von alter Siegesbeute aufgehäuft.
>
> Das Schwert ist drunter, das mir dienen soll.
> An dreien goldnen Lilien ist's zu kennen,
> die auf der Klinge eingeschlagen sind.
> Dies Schwert laß holen, denn durch dieses wirst du siegen.

Auch Johannas Mitstreiter, die himmlischen Engel, tragen das Zeichen der Lilie. Johanna trifft im Kampf auf den Herzog von Burgund und möchte den Zweifelnden für Frankreichs Seite gewinnen:

> Ich selbst, die Gottgesandte, reiche dir
> die schwesterliche Hand. Ich will dich rettend
> herüberziehn auf unsre reine Seite! –
>
> Der Himmel ist für Frankreich. Seine Engel –
> du siehst sie nicht – sie fechten für den König,
> sie alle sind mit Lilien geschmückt;
> lichtweiß wie diese Fahn' ist unsre Sache,
> die reine Jungfrau ist ihr keuches Sinnbild.

Durch Johannes Erscheinen hat das französische Heer den Sieg im letzten Moment doch noch errungen. Der dankbare König erhebt das Hirtenmädchen in den Adel:

> Dein Glück sei fortan deines Königs Sorge!
> Denn deinen Namen will ich herrlich machen
> in Frankreich; selig preisen sollen dich

die spätesten Geschlechter — und gleich jetzt
erfüll' ich es — Knie nieder!

Als eine Edle! Ich erhebe dich,
dein König, aus dem Staube deiner dunkeln
Geburt — Im Grabe adl' ich deine Väter —

Du sollst die Lilie im Wappen tragen,
den Besten sollst du ebenbürtig sein
in Frankreich; nur das königliche Blut
von Valois sei edler als das deine!

Männer-mordende Frau und liebendes Weib zu sein, dies ist
die der Lilie eigene Zerrissenheit. Daran entwickelt sowohl
Kleist wie auch Schiller den dramatischen Höhepunkt. Dieses
kann nicht geleistet werden — und also entwickelt sich daran
die klassische »tragische Schuld« der Heldin. Das Arzneimittelbild der Lilie entsteht in verherrlichter Form.

Geschichten von Wilhelm Busch

»Eins, zwei, drei, im Sauseschritt
läuft die Zeit, wir laufen mit«.

Wilhelm Busch ist etwas über 150 Jahre alt und man darf es wohl an dieser Stelle sagen, auch wenn er schon gestorben ist, er weilt noch lebendig unter uns. Schauen Sie sich doch um in Ihrer Nachbarschaft: Schauen Sie nach Ihrem Auto vor der Haustüre, oder fahren Sie irgendwo hin. sehen Sie sich unsere lieben jungen oder auch älteren Leute an, die Jeans tragen oder Flanell, oder die ins Büro gehen oder in die Werkstatt. Diese Typen, sie sind ja alle noch da. Da ist der Herr Knopp, dieser behäbige; der hinterlistige Heinrich lebt auch noch, oh, und die fromme Helene, wie oft haben Sie sie schon gesehen? Die da so heimlich Trost in der Flasche sucht, dann diese ätherisch schöne Adele!
Die bösen Buben, Balduin usw......

Die Deutschen haben in der 2. Hälfte des vorigen Jahrhunderts nicht anders gelebt, vielleicht unter anderen Umständen, aber ihr Denken, ihr Fühlen, ihr Streiten, ihr Lieben, ja alle diese soziologisch psychosomatisch-historische Verhaltensweise, nun, sie hat sich eigentlich nicht viel geändert. Und wenn man glaubt, daß diese Figuren nur noch bei uns auf dem Vertiko stehen, der hat keine Augen, um zu sehen. Und so ist Wilhelm Busch ja eigentlich ein aktueller Spiegel alles Lebendigen, ein Spiegel, der uns Menschen zeigt, wie sie sind, aus Fleisch und Blut, also müssen auch Arzneimittelbilder drin sein, und es sind sehr viele drin.

Friedell hat in seiner Kulturgeschichte der Neuzeit »die Art und Weise, wie Wilhelm Busch die Welt gesehen hat« eigentlich als das größte Gegenstück der Goethe'schen Konzeption des Mephisto gegenübergestellt:
Er schreibt:

»Mephistos Ironie ist die echt satanische Ironie, die in der Bosheit ihre Wurzel hat, und darum kann sie auch nicht

Lachen machen; denn die Bosheit ist das Ernsteste und Traurigste, das es auf der Welt gibt«.

Wilhelm Busch hingegen hält seine Ironie am Zügel des menschlich allzu menschlichen. Man weiß zwar nicht immer genau, wie man wohl mit ihm daran ist, aber bei aller Unsicherheit, bei aller Lächerlichkeit und Verlogenheit bleibt dann stets die Komik als Rettungsanker für den Leser seiner Reime. Seine Kritiker haben vieles in ihm entdeckt, vom Mystiker bis zum Nihilisten, vom Verächter bis zum Dämonischen, alles hat man in ihm gesehen. Aber ich glaube, es ist genauso falsch wie die Betrachtung Wilhelm Buschs als den, der ein Kasperletheater vormacht. Er ist auch sicherlich nicht der große Philosoph, aber er ist groß genug, daß man doch alles mögliche in ihn hineininterpretieren kann ohne vielleicht von ihm was abkratzen zu müssen.

Wir homöopathischen Ärzte haben eine ganz besondere Freude, wenn wir seine Geschichten lesen und eigentlich bei jeder seiner Geschichten könnte uns ein Arzneimittel einfallen. Aber hier kommt eben die große Gefahr, und deswegen habe ich mich so lange über Busch ausgelassen, daß Sie etwas hineininterpretieren in seine Werke, was vielleicht nicht darin ist. Deshalb nur ein paar kleine Blüten aus seinem Werk heraus.

>*Das Gute - dieser Satz steht fest - ist stets das Böse, was man läßt!*«

Stets vor der Therapie die Diagnose

Immer wieder weise ich darauf hin, daß wir grundsätzlich eine Diagnose stellen müssen, bevor wir die Therapie beginnen. Nehmen wir uns hier noch einmal aus der klassischen Literatur eine Bildgeschichte vor und zwar von Wilhelm Busch »Der Schreihals«. Wo doch alles getan wird, um so ein liebes kleines Kindlein fröhlich zu erhalten! Wie man er säubert und reinigt und es füttert und schließlich schön wickelt und es trotz allem wahnsinnig schreit. Nun, ohne daß wir die Diagnose kennen, wird jetzt hier an verschiedenes gedacht, an Hepar Sulf, an Chamomilla, an Calcium Phosphoricum oder gar an Sulfur, an Natrium Muraticum oder an Ignatia. Wir sehen im Verlauf dieser Bildgeschichte und lesen sie uns einmal kurz durch, keines dieser Arzneimittel war richtig, denn die Diagnose ist eine ganz andere. Schauen Sie sich das noch einmal gut an und prägen Sie es sich gut ein.

DER SCHREIHALS

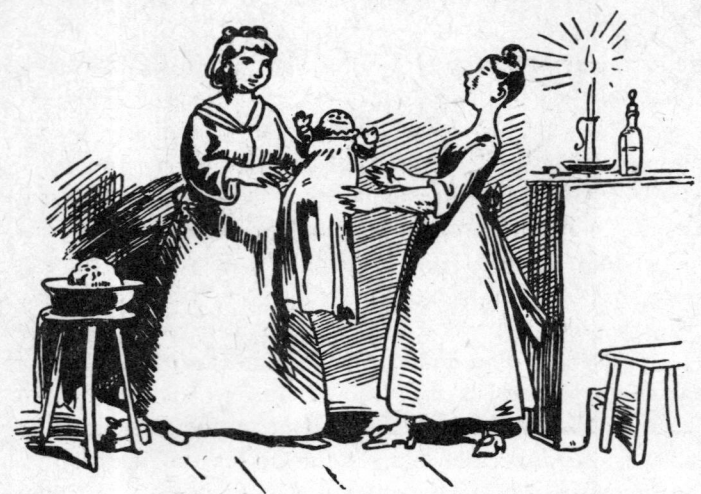

»Da, Lina, zieh ihm's Nachtzeug an,
Daß ich die Flasche wärmen kann.«

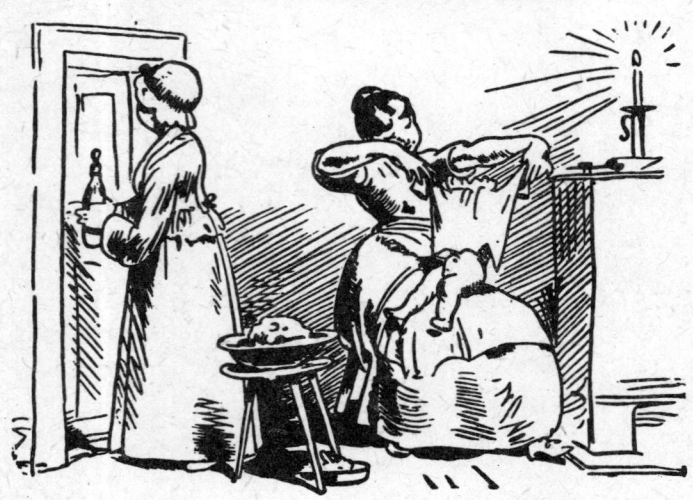

Die Mutter geht, und eh' sie scheidet,
Wird Willi schon des Hemds entkleidet.

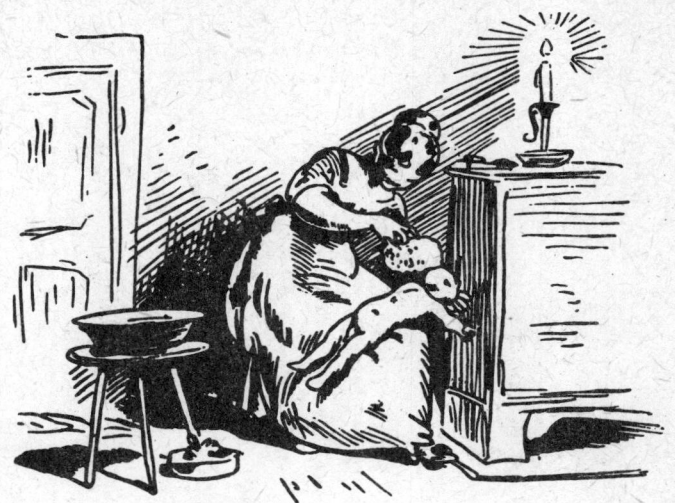

Die Wäscherei gefällt ihm nicht,
Vor allen Dingen im Gesicht.

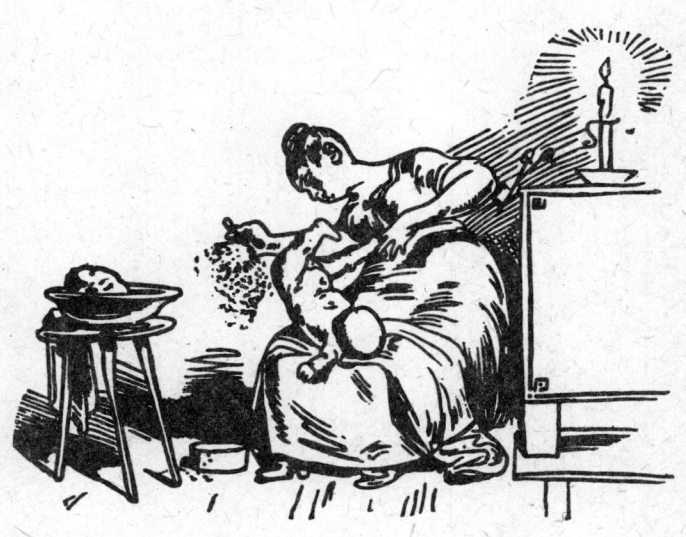

Doch schreit er nicht und hält ganz still,
Und läßt sich pudern, wo man will.

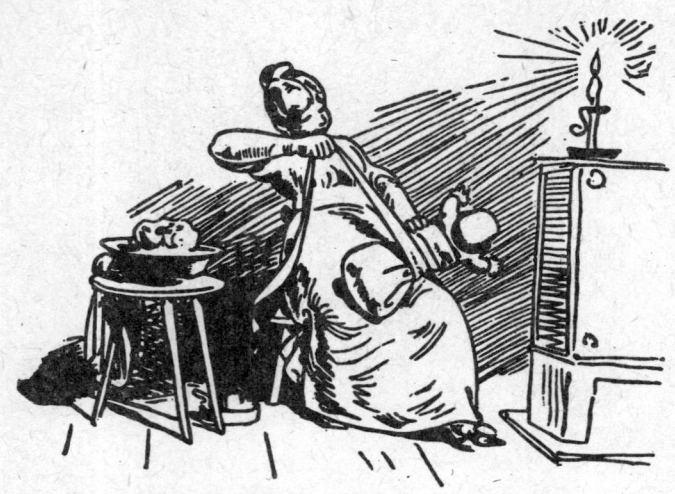

Kaum aber schnüret man ihn ein,
So fängt er auch schon an zu schrein.

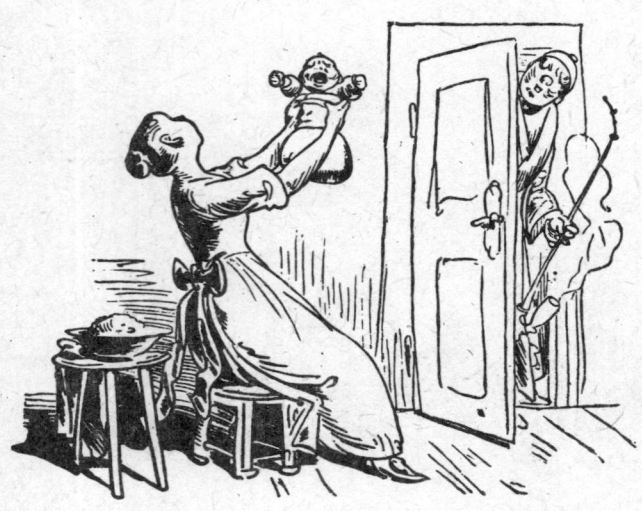

Habäh – So tönt sein Wehgeschrei
Und lockt den Vater selbst herbei.

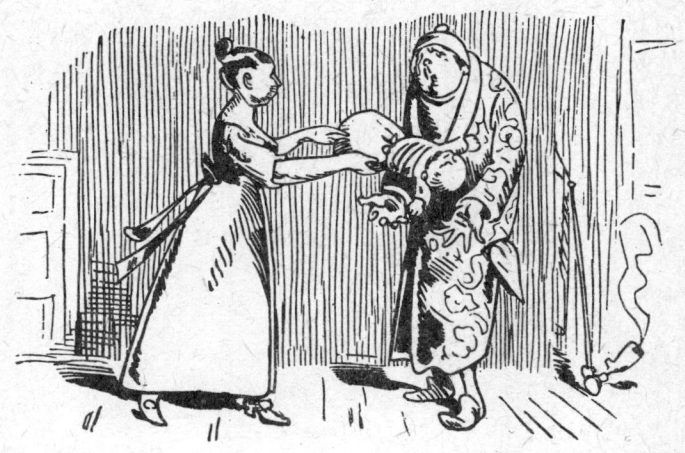

»Hier, halt ihn eben mal, Papa!
Ich geh' und rufe die Mama!«

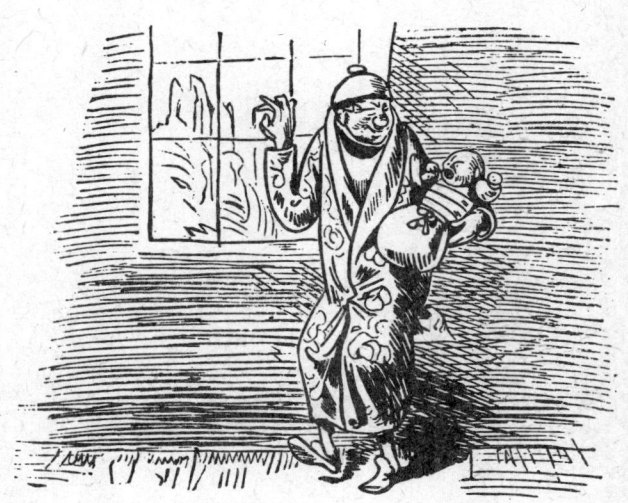

Der Vater trommelt an den Scheiben,
Um Willis Trauer zu vertreiben.

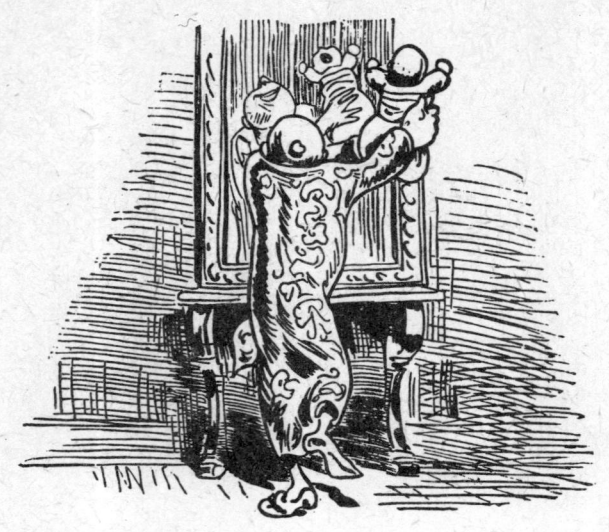

Er läßt ihn in den Spiegel schaun. –
Der Willi schreit, bis daß er braun.

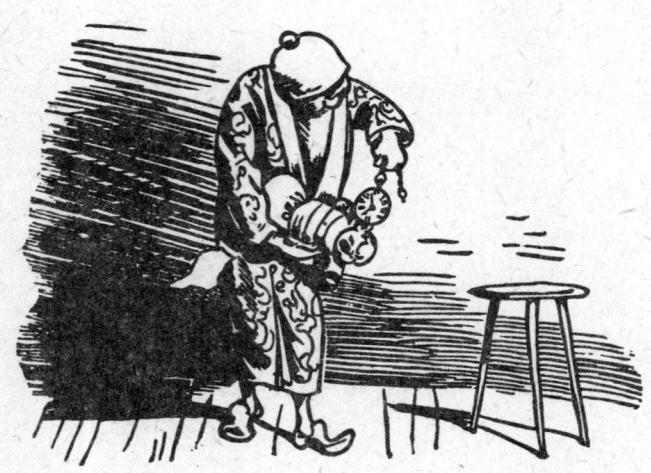

»Horch, Willi, horch, die Ticktackuhr!« –
Der Willi schreit noch ärger nur.

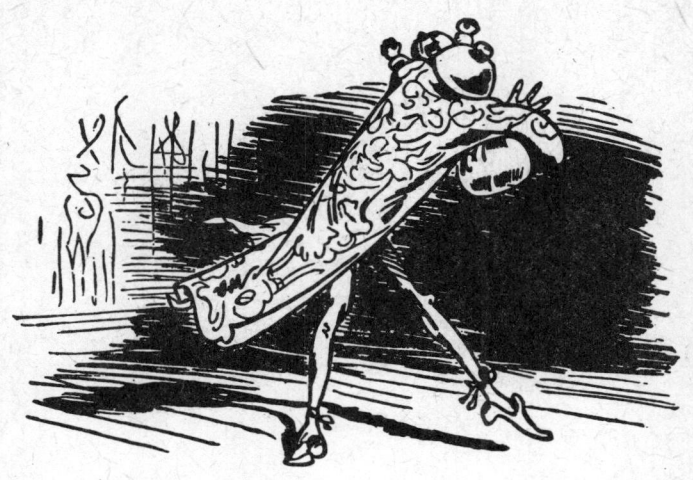

»Susu, mein Herz! Schlaf ein, schlaf ein!« –
Er fängt noch lauter an zu schrein.

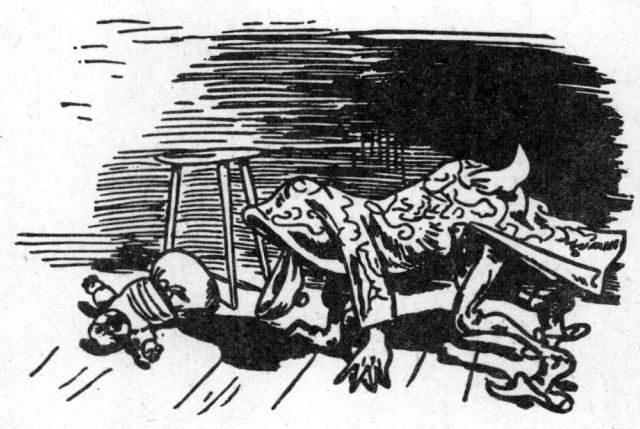

Jetzt macht er einen Butzemann –
O weh! – nun geht's noch schlimmer an.

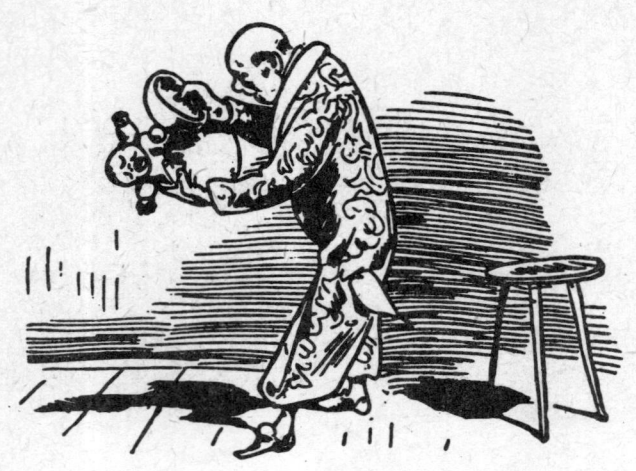

Mit List zeigt er die Zipfelhauben –
Umsonst! – der Willi will's nicht glauben.

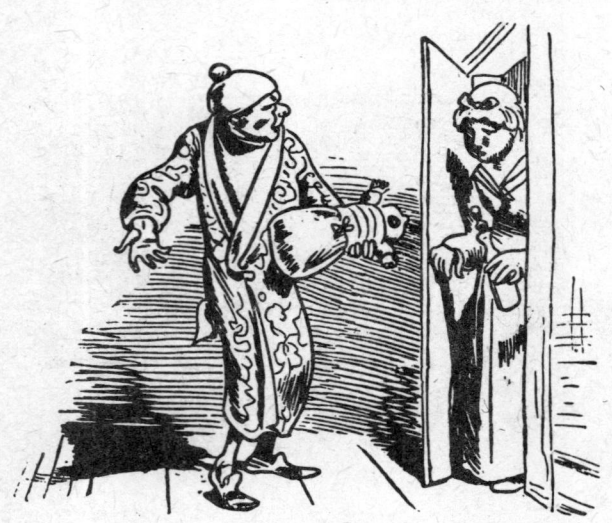

Die Mutter öffnet grad die Tür:
»Mein Herz! Was machen sie mit dir?!!«

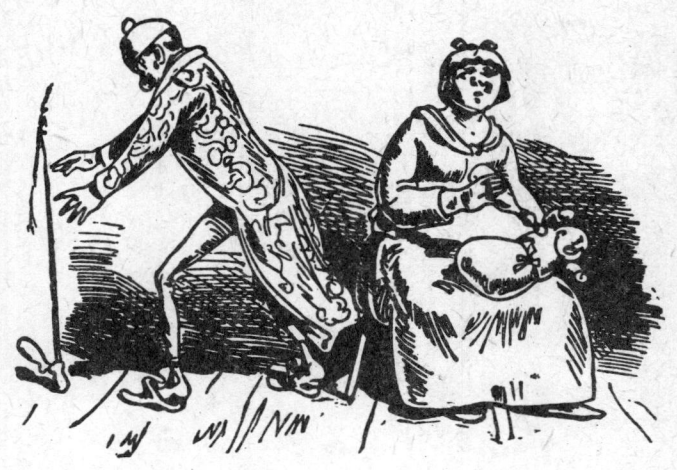

Die Mutter macht ein ernst Gesicht:
»Ja, was ist das? – Auch dieses nicht?!!«

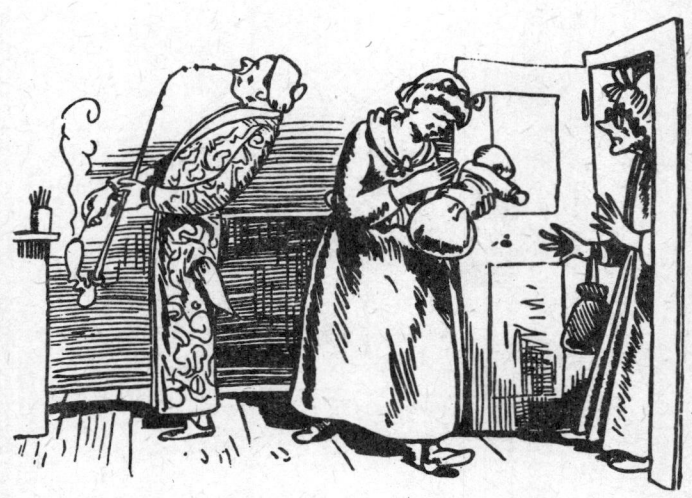

Grad kommt die Tante auf Visite
Und ruft erschreckt: »Du meine Güte!!« –

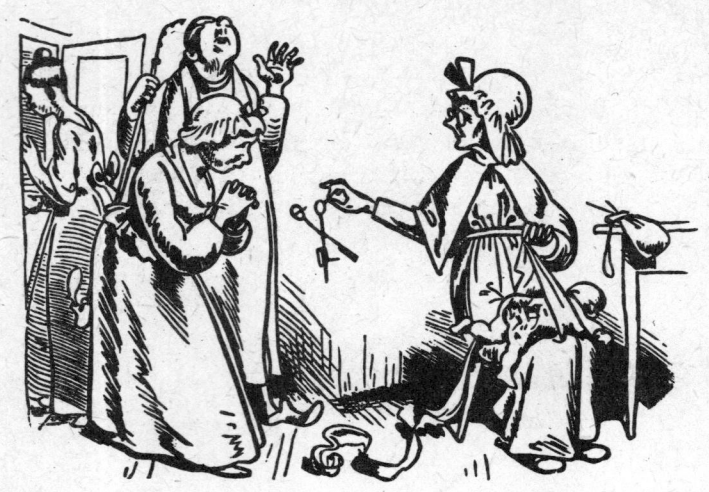

Voll Weisheit öffnet sie den Bund. –
Da haben wir's! – Das war der Grund!

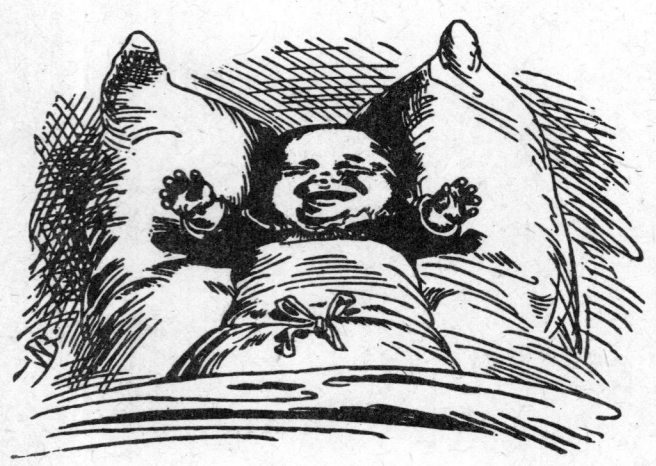

Und Willi, der von Schmerz befreit,
Lacht laut vor lauter Heiterkeit.

Platin

Noch einmal bei Wilhelm Busch. Das Arzneimittelbild von Platin. Lesen wir zunächst aus der Arzneimittellehre von Metzger. Verächtliches, bedauerndes Herabblicken auf sonst würdige Leute, mit einer gewissen Wegwerfung. Hoffärtige, stolze Empfindung anderen gegenüber. Unteilnehmend, kalt, zerstreut, selbst in Gesellschaft. Patient ist so gleichgültig, es ist ihm gleich, ob selbst seine nächsten Angehörigen sterben. Keine Anteilnahme für andere Menschen.

Behalten Sie bitte diese Gedanken im Kopf, wenn Sie jetzt von Wilhelm Busch die »Metaphern der Liebe« lesen.

METAPHERN DER LIEBE

Welche Augen! Welche Miene!
Seit ich dich zuerst gesehen,
Engel in der Krinoline,
Ist's um meine Ruh' geschehen.

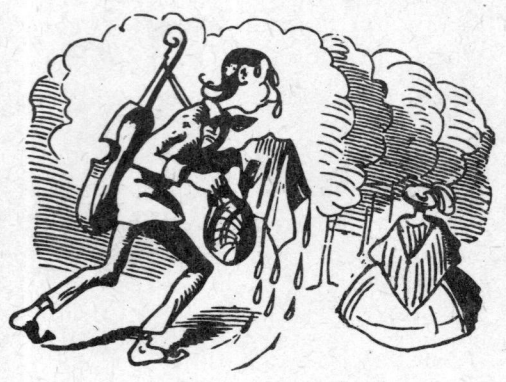

Ach! in fieberhafter Regung
Lauf' ich Tag und Nacht spazieren,
Und ich fühl' es, vor Bewegung
Fang' ich an zu transpirieren.

Und derweil ich eben schwitze,
Hast du kalt mich angeschaut;
Von den Stiefeln bis zur Mütze
Spür' ich eine Gänsehaut.

Wahrlich! Das ist sehr bedenklich,
Wie ein jeder leicht ermißt,
Wenn man so schon etwas kränklich
Und in Nankinghosen ist.

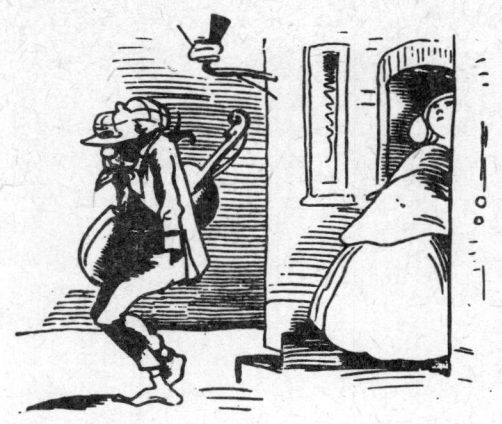

Würde deiner Augen Sonne
Einmal nur mich freundlich grüßen,
Ach – vor lauter Lust und Wonne
Schmölz ich hin zu deinen Füßen.

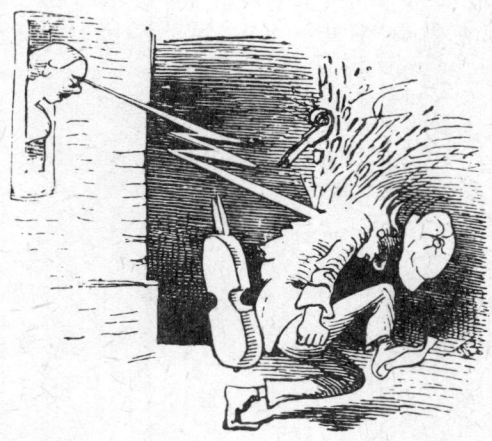

Aber – ach! – aus deinen Blicken
Wird ein Strahl herniederwettern,
Mich zerdrücken und zerknicken
Und zu Knochenmehl zerschmettern.

Calcium phosphoricum

Bei diesem Kindermittel wollen wir wieder die Kinderliteratur herbeiholen und zwar diesmal aus dem Suppenkaspar und dem Struwelpeter. Dorsci nennt das Calcium-phosphoricum-Kind den Suppenkaspar. Es ist jenes Kind, das normalerweise, wenn es nicht die Sachen bekommt, die ihm schmecken, mit gutem Appetit ißt, aber nie an Gewicht zunimmt, weil diese Kinder einen viel zu großen Energieverschleiß haben, sowohl im somatischen als auch im psychischen Bereich. Sie haben Schulkopfschmerzen, sie haben Lernschwierigkeiten und sie verlangen nach sauren Sachen, sie verlangen nach geräucherten Sachen, nach Eiern und Salzstangen, aber eine ganz gewöhnliche lapprige Suppe, die mögen sie nicht. Hier haben Sie den Suppenkaspartyp, wie wir ihn bei Hoffmann, – übrigens auch ein Kollege von uns, – wiederfinden, einmal dargestellt. Wir lesen uns das einmal durch, der riesige Energieverschleiß und schließlich sogar der Tod. Hier ist Hoffmann wohl etwas zu weit gegangen; ein kleines Beispiel, und ich glaube es ist ganz gut.

DER STRUWWELPETER

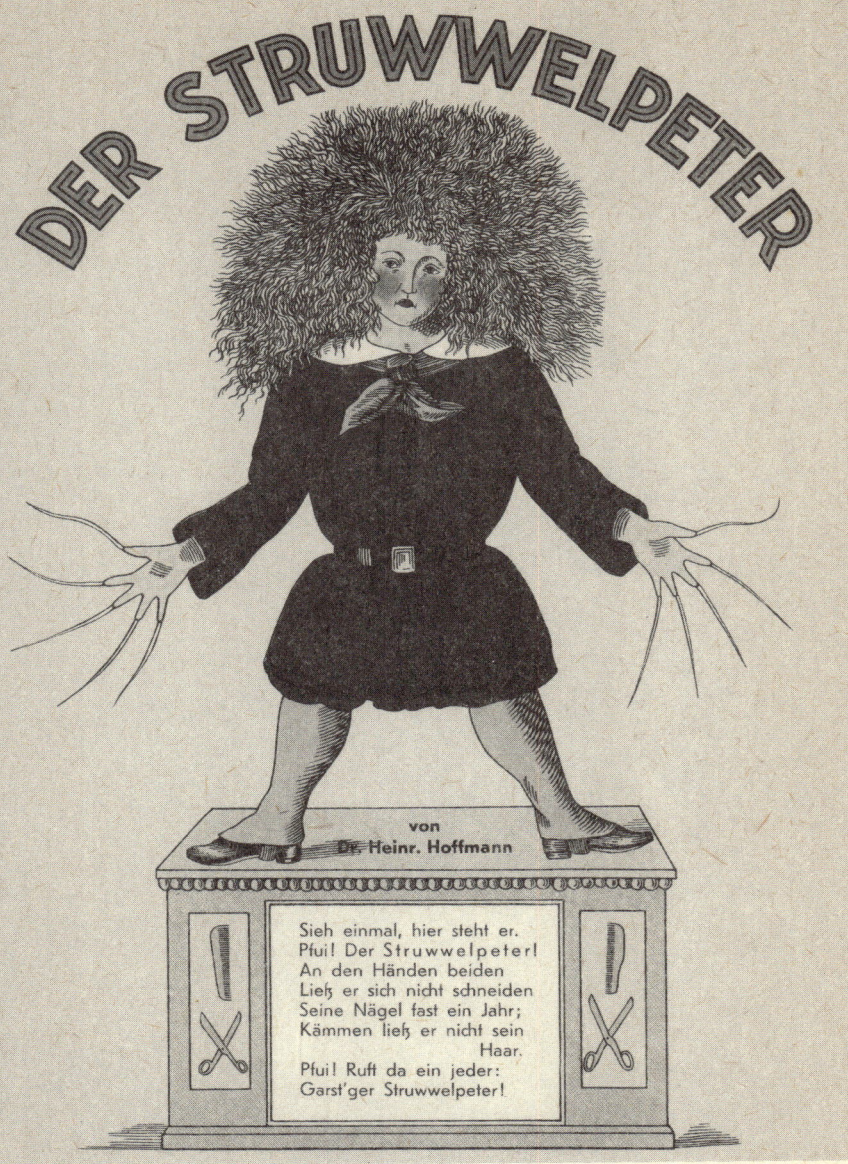

von
Dr. Heinr. Hoffmann

Sieh einmal, hier steht er.
Pfui! Der Struwwelpeter!
An den Händen beiden
Ließ er sich nicht schneiden
Seine Nägel fast ein Jahr;
Kämmen ließ er nicht sein
Haar.
Pfui! Ruft da ein jeder:
Garst'ger Struwwelpeter!

Die Geschichte vom Suppen-Kaspar

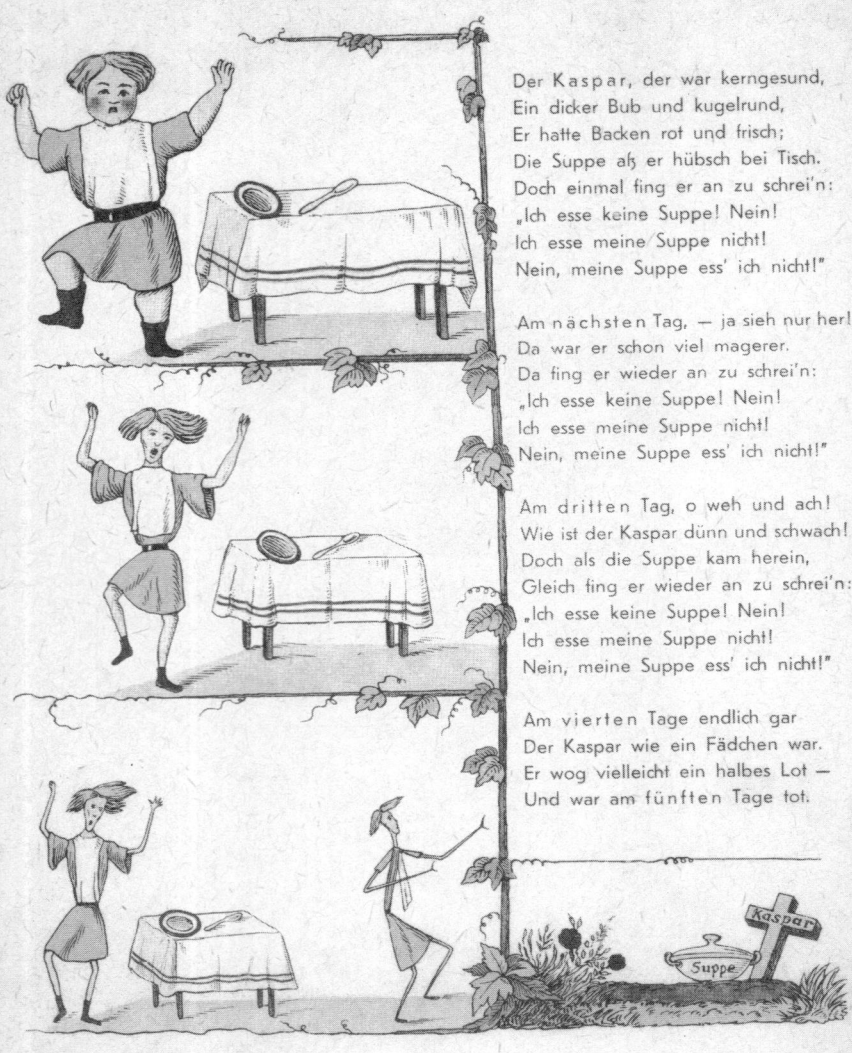

Der Kaspar, der war kerngesund,
Ein dicker Bub und kugelrund,
Er hatte Backen rot und frisch;
Die Suppe aß er hübsch bei Tisch.
Doch einmal fing er an zu schrei'n:
„Ich esse keine Suppe! Nein!
Ich esse meine Suppe nicht!
Nein, meine Suppe ess' ich nicht!"

Am nächsten Tag, — ja sieh nur her!
Da war er schon viel magerer.
Da fing er wieder an zu schrei'n:
„Ich esse keine Suppe! Nein!
Ich esse meine Suppe nicht!
Nein, meine Suppe ess' ich nicht!"

Am dritten Tag, o weh und ach!
Wie ist der Kaspar dünn und schwach!
Doch als die Suppe kam herein,
Gleich fing er wieder an zu schrei'n:
„Ich esse keine Suppe! Nein!
Ich esse meine Suppe nicht!
Nein, meine Suppe ess' ich nicht!"

Am vierten Tage endlich gar
Der Kaspar wie ein Fädchen war.
Er wog vielleicht ein halbes Lot —
Und war am fünften Tage tot.

Der *Kaspar,* der war kerngesund,
Ein dicker Bub und kugelrund,
Er hatte Backen rot und frisch;
Die Suppe aß er hübsch bei Tisch,
Doch einmal fing er an zu schrei'n;
„Ich esse keine Suppe! Nein!
Ich esse meine Suppe nicht!
Nein, meine Suppe ess' ich nicht!"

Am *nächsten* Tag, — ja sieh nur her!
Da war er schon viel magerer.
Da fing er wieder an zu schrei'n:
„Ich esse keine Suppe! Nein!
Ich esse meine Suppe nicht!
Nein, meine Suppe ess' ich nicht!"

Am *dritten* Tag, o weh und ach!
Wie ist der Kaspar dünn und schwach!
Doch als die Suppe kam herein,
Gleich fing er wieder an zu schrei'n:
„Ich esse keine Suppe! Nein!
Ich esse meine Suppe nicht!
Nein, meine Suppe ess' ich nicht!"

Am *vierten* Tage endlich gar
Der Kaspar wie ein Fädchen war.
Er wog vielleicht ein halbes Lot —
Und war am *fünften* Tage tot.

Calcium Fluoricum

Wenn wir heute aus der Gegenwart in das klassische Altertum zurückblicken, so sehen wir es als eine besondere Welt vor uns liegen, bevölkert, mit heiter-unbeschwerten Menschen, die es verstanden, das Leben zu genießen. Doch diese von uns vielleicht falsch gesehene Idylle hat uns ein Schweizer Kulturgeschichtler, es war Jakob Burghardt, recht verdächtig gemacht. Der fand nämlich, daß die alten Griechen keineswegs so hellen Gemütes waren, wie man es sich über lange Zeit hinweg vorgestellt hatte. Sie seien eigentlich recht umdüstert gewesen, so meinte er und der Druck des Daseins hätte schwer auf ihnen gelastet.

Wie auch immer die Lebensstimmung damals gewesen sein mag, fest steht, daß es in jener Epoche eine auffällige Menge an Tugend, Weisheit und Philosophielehren gegeben gat, die allen ihren Landsleuten klarmachen wollten, wie das Leben eigentlich zu leben sei. Teils genußvoll, teils gelassen, teils mit Anstand, teils mit Verstand, so oder so, immer wieder gab es neue solche Gestalten. Und man scharte sich um sie, um diese Gurus würde man heute sagen, in beträchtlicher Anhängerschaft und manche bildeten regelrechte Schulen, die Jahrhunderte, ja teilweise Jahrtausende überdauerten und heute noch Schüler finden. Jedenfalls die Menschen der Antike kamen mit ihrem Leben nicht so leicht zurecht, wie wir es uns heute vorstellen, denn sie waren doch recht beunruhigt darüber und waren auf der Suche nach dem richtigen, nach dem gerechten, nach dem angenehmen Leben, eigentlich ähnlich wie es heute ist.

Alle Menschen waren auf der Suche nach der besten Lebensart und es gab verschiedene, sehr merkwürdige,es gab viele, die verrückt erschienen und einige, die sogar gefährlich erschienen, die viele Anhänger an sich zogen.

Diese Erztugendlehrer zogen während der 2. Hälfte des 5. Jahrhunderts vor Christus durch die Straßen der Stadt Athen.

Allen voran war es Sokrates, auf Märkten, Plätzen, in den Werkstätten hielt er die Leute auf und entnervte sie mit seinen Fragen, die ironisch, teils bohrend waren. Auch seine Freunde verunsicherte er auf diese Weise, und dabei stritt er sich ständig mit anderen Weisheitsverkündern, z.B. mit den Sophisten, die ihre spitzfindigen Lehren gegen klingende Münzen unter das Volk brachten. Ich will sie hier nur kurz streifen, da gab es auf der Insel Samos den Mann namens Epikur, da sollte man lernen, wie das Leben zu genießen sei. Ein paar Jahre später danach in einer Säulenhalle nahe dem Marktplatz von Athen, tat sich eine weitere Schule auf, die sich nach dem Namen für diese Säulenhalle Stoa nannte, auch deren Begründer, ein Mann aus Zypern namens Zenon, ihm lag es am Herzen, seine Mitmenschen darüber aufzuklären, wie man das kummervolle Dasein mit »stoischer Ruhe« überstehen kann. Zu seiner Lehre bekannten sich prominente Dichter wie Seneka, der römische Kaiser Marc Aurel. Nicht immer verfolgten die Stoiker ein asketisches freudloses Lebensideal, so wenig wie die Epikuraer nur nach Genuß gierten. Das sind grobe Verfälschungen, deren sich eigentlich die Geschichtsschreiber der späten Jahrhunderte schuldig gemacht haben.

Am Anfang des 4. vorchristlichen Jahrhunderts gab es noch andere kleinere Gruppen oder besser gesagt Sekten, die von den Geschichtsschreibern nur am Rande erwähnt werden. Aber wir müssen auch daran denken, denn die Jünger dieser Sekte haben sehr vieles mit unseren Hippies gemeinsam. Die Hippies der Antike waren die Kyniker, nun, das sind natürlich die Zyniker, denn aus dem griechischen K wurde das römische C, das C, das man erst als K, später als Z ausgesprochen hatte, entstanden die Zyniker. Nun, wie es sich gehört, waren sie zynisch, aber der Zynismus der Zyniker war etwas anderes als wir heute darunter verstehen. Für uns ist ein Zyniker ein Mensch, der verächtlich, ja höhnisch auf andere und ihr Treiben herabblickt. Er fordert durch seine Gefühlskälte und Mißachtung die Mitwelt offen heraus, aus seiner Skrupellosigkeit macht er kein Hehl und zu seinen Boshaftigkeiten lächelt er zynisch. Während der Ironiker sich hinter seiner Zweideutigkeit versteckt, läßt der Zyniker spöttisch die Maske fallen, und da er in der Regel die Menschen für dumm und schlecht hält. glaubt er, sie schamlos hintergehen zu dürfen. Die Schwächen der anderen stellt er mit Vergnügen bloß und weidet sich an deren Hilflosigkeit. Einer der größten Zyniker dieser Welt war vielleicht Macciavelli, oder denken Sie an den französischen Schriftsteller und Philosophen Voltaire, ein Ausbund an Zynismus. Dieser Ausbund hat es seiner spitzen Feder zu verdanken, mit der er, böse grinsend gleichsam seine Widersacher erbarmungslos aufzuspießen verstand. Aber fast alles, was wir gegenwärtig gemeinhin zynisch nennen oder als Zynismus bezeichnen, das hat, wie gesagt, mit dem, was die alten griechischen Zyniker im Sinn hatten, kaum etwas zu tun. Sie hießen übrigens genau wie die Stoiker nach ihrem Versammlungsplatz Kyniker, nämlich dem Gymnasium Kynosarges in Athen.

Wahrscheinlich spielten sie außerdem noch auf das griechische Wort Kyon an, das soviel bedeutet wie Hund und wie wir wissen, sie führten ganz absichtlich ein Hundeleben. Es ist interessant übrigens, daß heute einige, die aus der sogenannten Gesellschaft ausgeflippt sind, sich stolz Underdogs nennen. Auch hier im Englischen muß das Wort herhalten.

Wir danken es Wilhelm Busch, daß wir alle einen der alten griechischen Kyniker kennen, ohne uns eigentlich darüber klar zu sein, daß dieser Mann eine Hauptfigur in dieser Sekte war. Gewöhnlich hält man ihn nämlich für eine Kreatur oder aber für das Urbild eines weltabgewandten Philosophen!: Ich meine Diogenes in der Tonne.

In ihm war in der Tat der antike Kynismus in der reinsten Form verkörpert. Diogenes kam von Sinope am Schwarzen

Meer nach Athen wie es heißt, weil er oder sein Vater da Falschmünzerei betrieben hatten. Auf alle Fälle war er ein armer Flüchtling, der so sparsam wie möglich leben mußte. Daraus machte er eine Tugend und schlug seine Wohnung in einem Faß auf. Von ihm heißt es auch, er habe, in der Sonne liegend, dem großen Alexander, der ihn einen Wunsch äußern ließ, entgegnet »Geh mir aus der Sonne!« (hier ein Bild von dieser Situation). Ob dies nun, wie vieles andere, was man ihm nachsagte, anekdotisch ist oder nicht, fest steht, daß dieser Diogenes ein Kauz, ein Original war, der die Athener mit seiner Hundelebensweise herausfordern wollte. Verbürgt ist immerhin, daß er sich mitten auf dem Athener Marktplatz gewisse Obszönitäten leistete. Er hat sich auch, und das ist verbürgt, als Weltbürger bezeichnet, also doch ein Hippie des Altertums.

Gehen wir zu Wilhelm Busch zurück. Bei ihm finden wir eine kleine Bildgeschichte, Die bösen Buben von Korinth. Diese beiden Buben voll Flausen und Bösartigkeit, von unruhigem Geist, im Hintergrund den Gedanken, etwas kaputt zu machen, einem zu schaden, sind eigentlich der Inbegriff der kindlichen, fast nur bei Knaben aber auch bei Mädchen vorkommenden Haltung von Calcium Fluoricum.

Und deswegen meine kleine Vorgeschichte. Hier der Hippie der Antike, Diogenes, und hier die beiden Buben, Calcium Fluoricum, Böses im Schilde führend. Aber Sie kennen die Geschichte, ich möchte sie Ihnen trotzdem noch einmal erzählen. Es sind jene Kinder. die manchmal etwas Angeberisches an sich haben, etwas trotzig sind, etwas Böses planen, im ganzen aber das überschüssige Bild eines temperamentvollen Menschleins zeigen.

DIOGENES UND DIE BÖSEN
BUBEN VON KORINTH

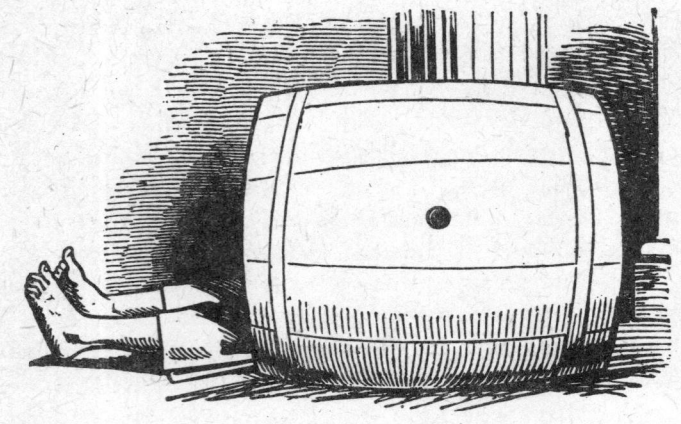

Nachdenklich liegt in seiner Tonne
Diogenes hier an der Sonne.

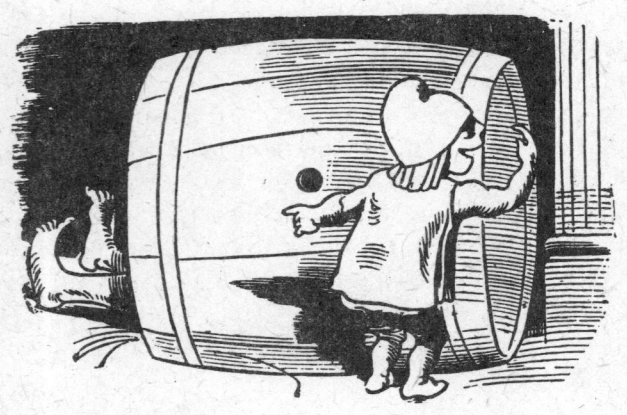

Ein Bube, der ihn liegen sah,
Ruft seinen Freund; gleich ist er da.

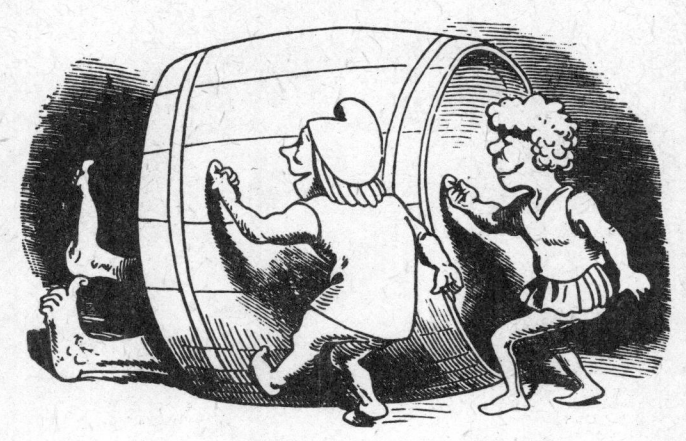

Nun fangen die zwei Tropfen
Am Fasse an zu klopfen.

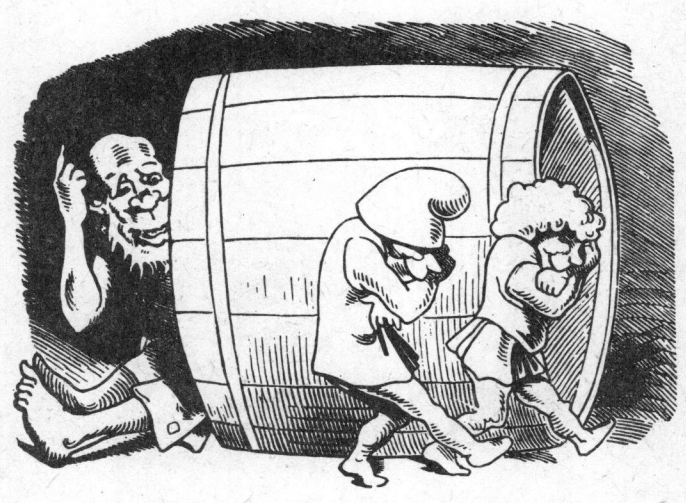

Diogenes schaut aus dem Faß
Und spricht: »Ei, ei, was soll denn das?«

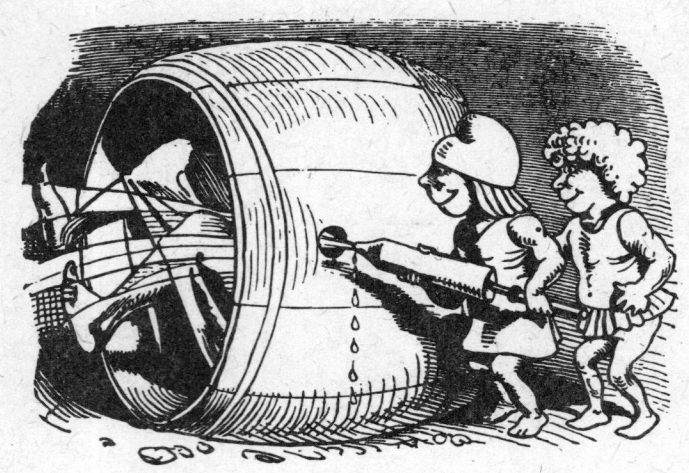

Der Bube mit der Mütze
Holt seine Wasserspritze.

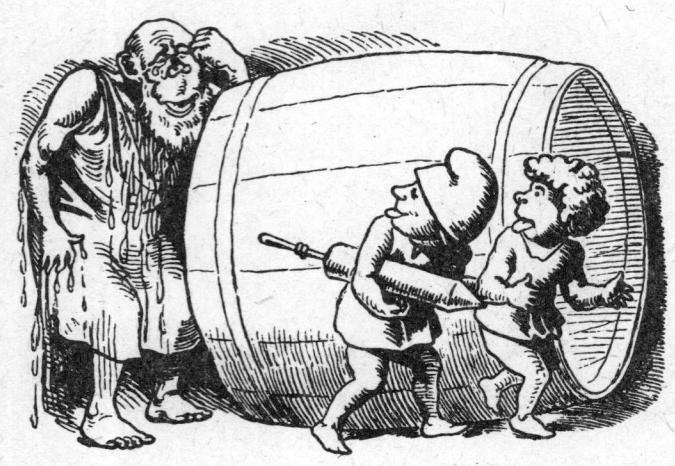

Er spritzt durchs Spundloch in das Faß.
Diogenes wird pudelnaß.

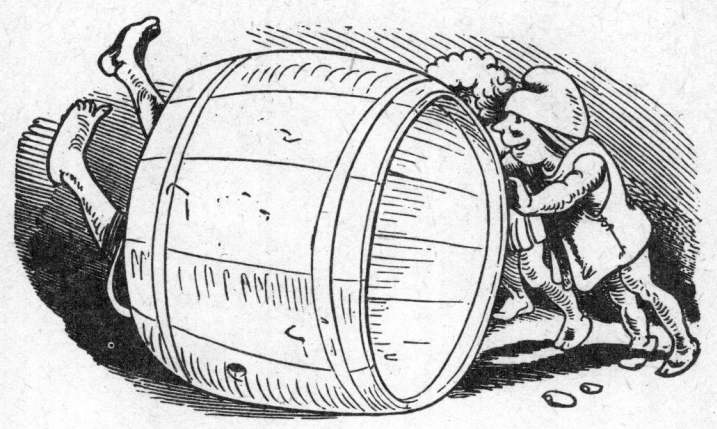

Kaum legt Diogenes sich nieder,
So kommen die bösen Buben wieder.

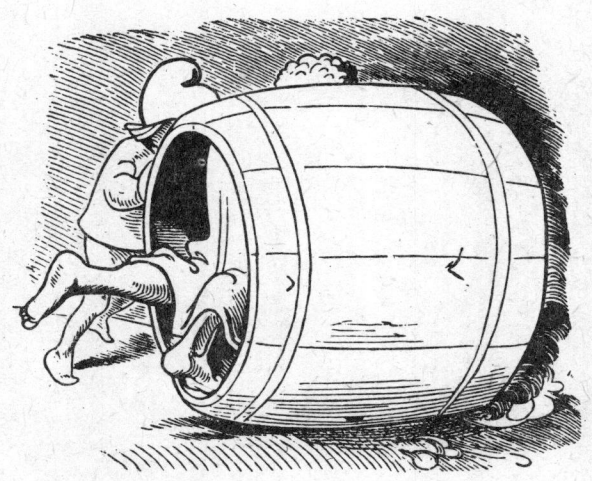

Sie gehn ans Faß und schieben es;
»Halt, halt!« schreit da Diogenes.

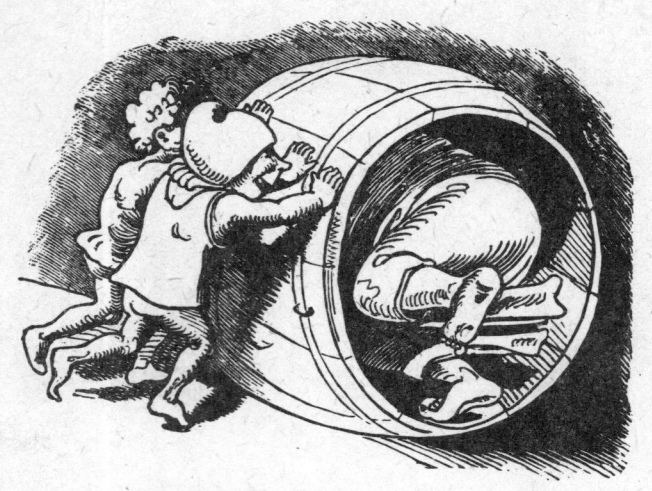

Ganz schwindlich wird der Brave. –
Paßt auf! Jetzt kommt die Strafe.

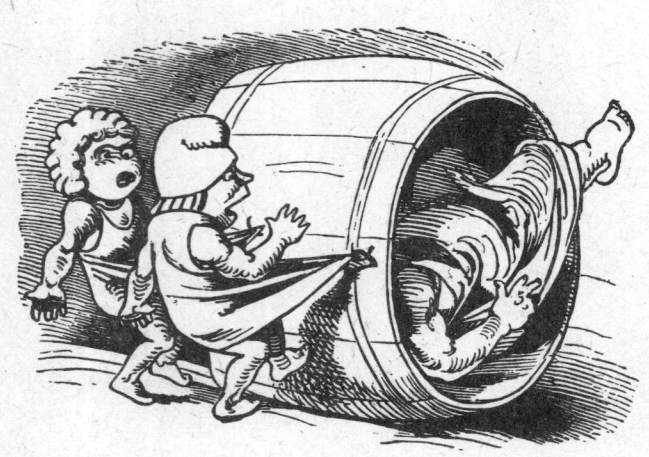

Zwei Nägel, die am Fasse stecken,
Fassen die Buben bei den Röcken.

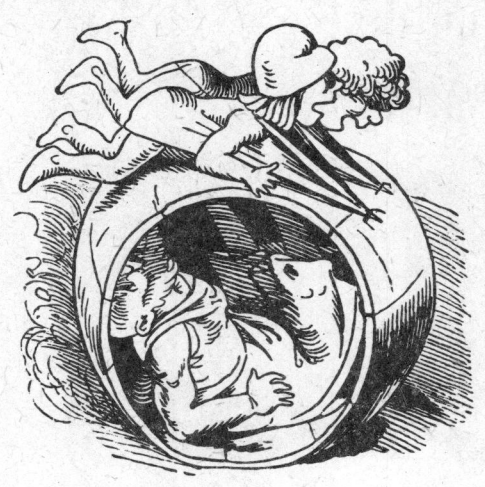

Die bösen Buben weinen
Und zappeln mit den Beinen.

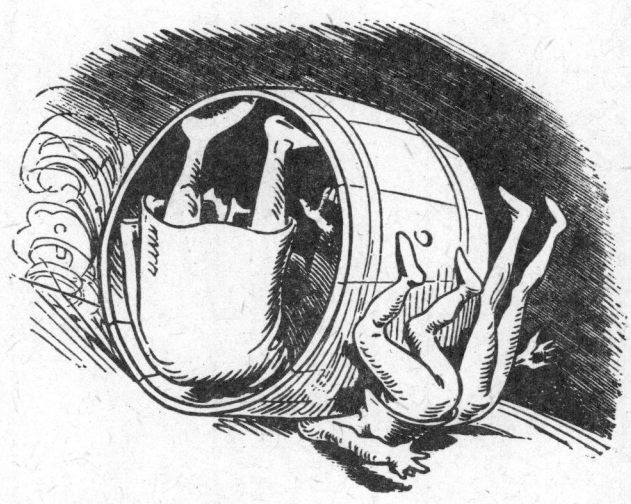

Da hilft kein Weinen und kein Schrein,
Sie müssen unter's Faß hinein.

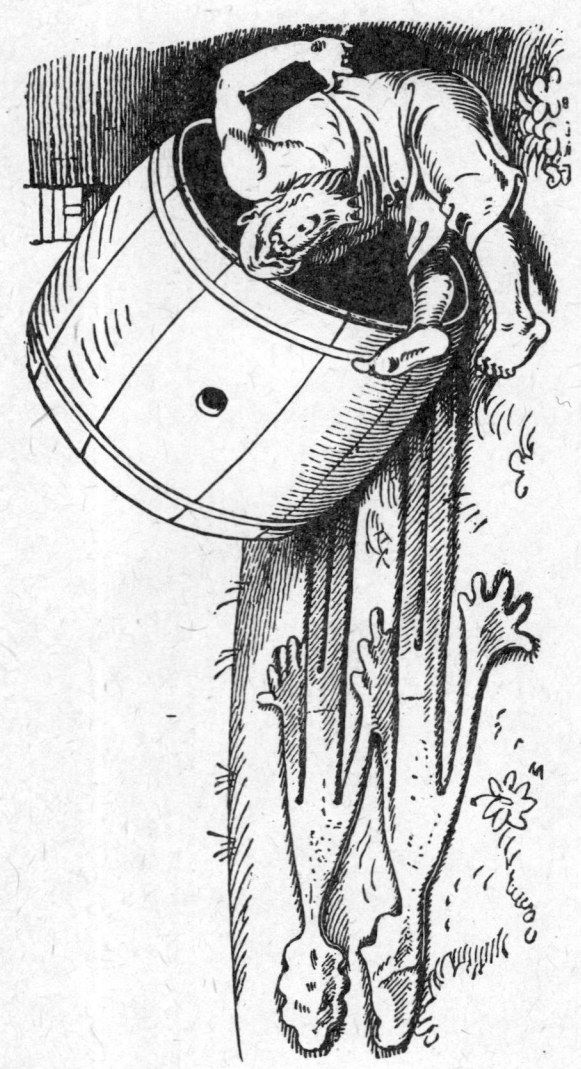

Die bösen Buben von Korinth
Sind platt gewalzt, wie Kuchen sind.

Diogenes der Weise aber kroch ins Faß
Und sprach: »Ja, ja, das kommt von das!!«

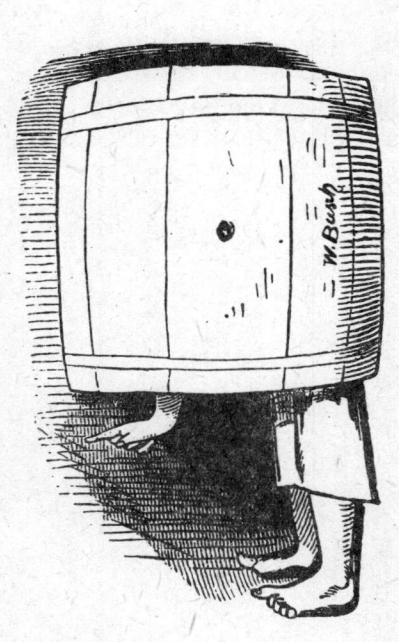

Helleborus niger

Die Christrose. Wir wissen, daß dieses weiße noch auf Schneeboden blühende Christröslein eine Wurzel hat, die ganz schwarz ist. Und diese Wurzel wiederum entsprechend pulverisiert, kann zu schneeweißem Schnupftabak bereitet werden und wir sehen hier die Wirkung des Arzneimittelbildes von Helleborus Niger deutlich vor uns in Wilhelm Buschs Bildgeschichte »Die Prise«. Lesen wir bei Metzger einmal nach über das Arzneimittelbild von Helleborus: »Abstumpfung der geistigen Fähigkeiten, Melancholie, nervöse Erregung, Verdrießlichkeit.« Bereits in den ersten Versen haben wir dieses Bild. Zum zweiten Bild Gleichgültigkeit und Schwindelgefühl. Lesen Sie doch: Das Auge schweift ins Grenzenlose, die Hand greift nach der Tabaksdose.

Überempfindlichkeit gegen Lichteindrücke, dabei Niesreiz. Die Spannung steigt, der Drang wird groß, wie lesen wir beim Arzneimittelbild, Konvulsionen und Krämpfe am ganzen Körper, schließlich am Schluß Besserung durch Niesen. Ein klares Arzneimittelbild. Und ob Wilhelm Busch je eine Arzneimittelprüfung gemacht hat, bezweifle ich.

DIE PRISE

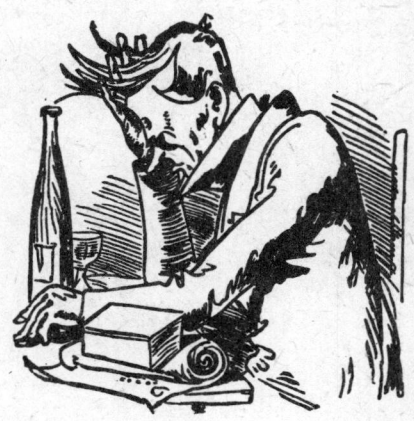

Der Herr Direktor sitzt beim Wein
Und schaut gar sehr verdrießlich drein.

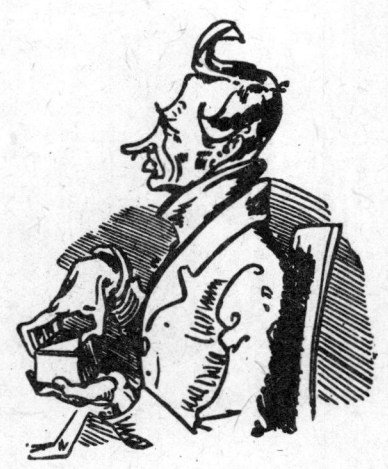

Das Auge schweift ins Grenzenlose;
Die Hand greift nach der Tabaksdose.

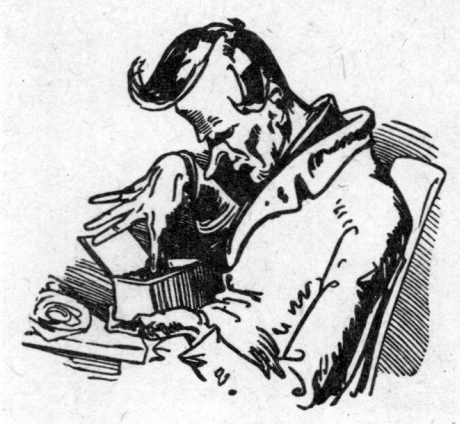

Das wohlgeübte Fingerpaar
Erfaßt so viel, als möglich war.

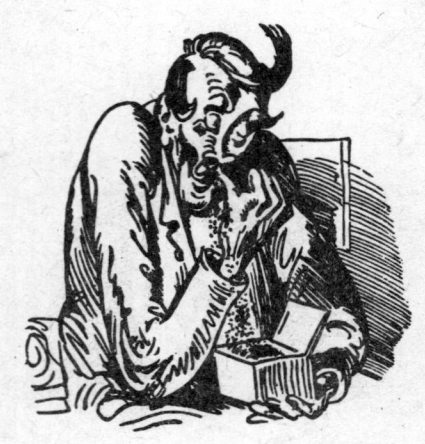

Und sparsam, selbst im Überfluß,
Vertieft er sich in den Genuß.

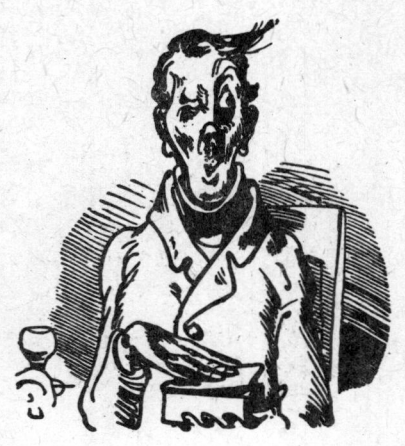

Zwar fühlt er sich zunächst geniert,
Weil er nur halbe Wirkung spürt.

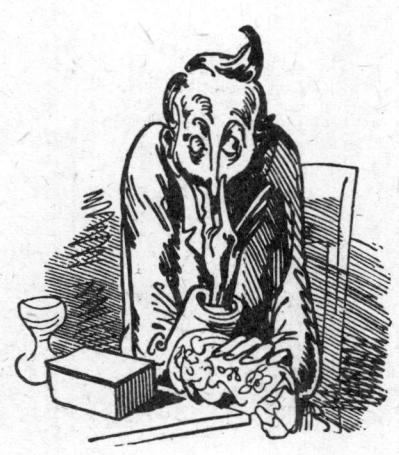

Doch soll ein mildes Nasenreiben
Die Sache fördern und betreiben.

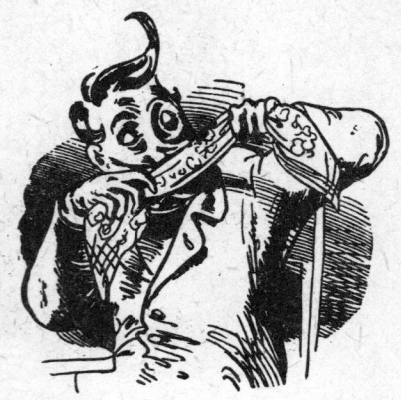

Auch wird das Sacktuch, blaugeblümt,
Als Nasenfeile sehr gerühmt.

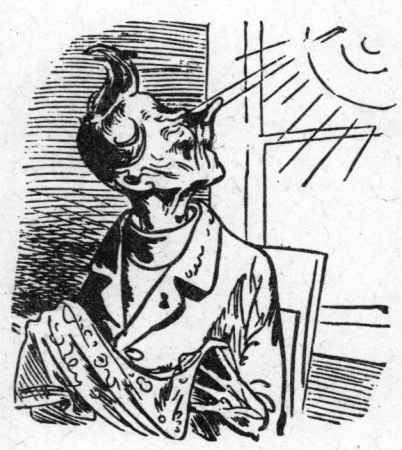

Und hilft auch alles dieses nicht,
So hilft ein Blick ins Sonnenlicht.

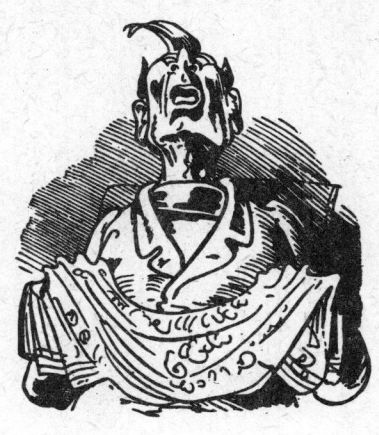

Die Spannung steigt, der Drang wird groß –
Nur still! gebt acht! – gleich drückt er los!

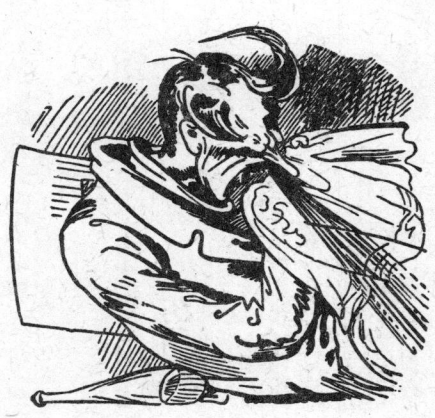

Haptschih! – Wer schnupft und dieses hört,
Der findet es beneidenswert.

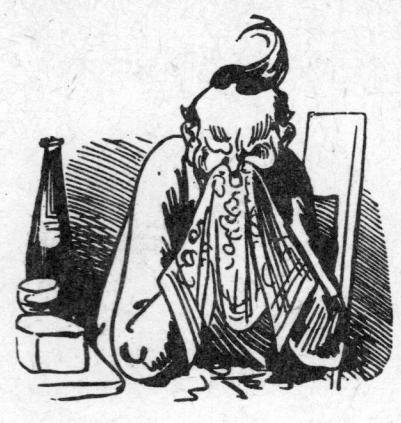

Denn was die Seele dumpf umhüllt,
Wird plötzlich heiter, klar und mild.

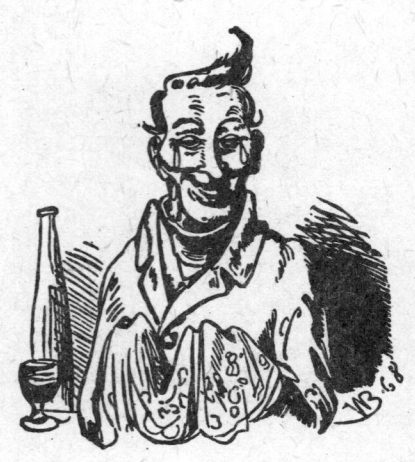

Ja! – Sehr erheitert uns die Prise,
Vorausgesetzt, daß man auch niese!

Calcium phosphoricum

Calcium fluoricum

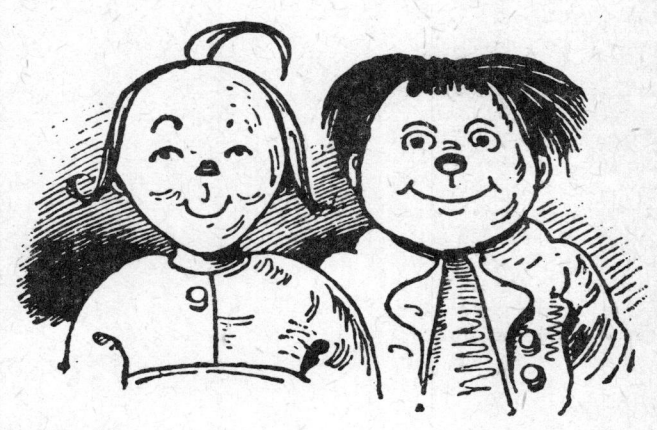

Max und Moritz

Sie können sich einmal die Mühe machen und sich diese kleine Kindergeschichte noch einmal ruhig durchlesen und Sie werden plötzlich finden, wie viele Ähnlichkeiten mit diesen beiden Arzneimitteln vorkommen und von Geschichte zu Geschichte ändert sich dieses Bild und so wie der Suppenkaspar sein Ende findet, so haben auch die bösen Buben von Korinth ihr Ende gefunden und so finden auch Max und Moriz ihr Ende. Wir lesen diese Geschichte nur einmal kurz durch, und es ist der Vorspann von Max und Moritz, der uns eigentlich aus beiden Arzneimittelbildern sehr vieles heraus bietet.

Sie lesen es in deutsch, latein,französisch und englisch.

Ach, was muß man oft von bösen
Kindern hören oder lesen!
Wie zum Beispiel hier von diesen,
Welche Max und Moritz hießen;
Die, anstatt durch weise Lehren
Sich zum Guten zu bekehren,
Oftmals noch darüber lachten
Und sich heimlich lustig machten.
Ja, zur Übeltätigkeit,
Ja, dazu ist man bereit!
Menschen necken, Tiere quälen,
Äpfel, Birnen, Zwetschgen stehlen,
Das ist freilich angenehmer
Und dazu auch viel bequemer,
Als in Kirche oder Schule
Festzusitzen auf dem Stuhle.
Aber wehe, wehe, wehe!
Wenn ich auf das Ende sehe!!
Ach, das war ein schlimmes Ding,
Wie es Max und Moritz ging!
Drum ist hier, was sie getrieben,
Abgemalt und aufgeschrieben.

Heu puerulos malignos!
Raro, qui laudentur, dignos
Invenimus, at istorum
Nota pravitas est morum.
Max et Moritz gemini
Bono erant nemini;
Venerari quos debebant,
Petulanter eludebant.
Maleficia moliti,
Fraudis callidae periti
Accolas ludificabant,
Saepe bestias vexabant.
Mala prunaque furantes,
Dolos ambo meditantes
Voluptate, perfruuntur,
Sed praecepta negleguntur.
At „vae vobis" nos minamur,
Nequam ne sint, obtestamur.
Facta a puerulis
Quae sint, imagunculis
Et fabellis explanabo
Lectoresque delectabo.

Ah! mon Dieu! que de garnements
Qui font parler d'eux trop souvent!
Par exemple ces deux complices
Qu'on appelait Max et Maurice.
Au lieu d'apprendre leurs leçons
Pour faire de braves garçons,
Sous cape ils ricanaient sans cesse
Et se moquaient de la sagesse
Avec leurs jeux de polissons.
Oui, oui, pour le polissonnage
On est toujours prêt à leur âge:
Voler les poires, les pruneaux,
Les pommes et les bigarreaux,
Faire enrager les pauvres bêtes,
Aux personnes rompre la tête
En jouant des tours malhonnêtes,
C'est plus commode évidemment,
Et c'est en outre plus plaisant
Que de rester assis, bien sage,
En classe ou même au patrone ...
Hélas! hélas! de ces vilains
Attendez la terrible fin:
Car il fut, ciel! épouvantable
Le châtiment do nos deux diables.
Ici donc vous sera conté
Le détail de leurs aventures,
Par le dessin et l'écriture,
Mais en toute fidélité.

Oh, what do we hear and read
often of a wicked breed
as for instance all those stories
of these boys called Max and Maurice
who not only less than naught
thought of wisdom they were taught
and so made no run for it
but made even fun of it.
Yea, for trickery and pranks
they were always ready, thanks!
Vexing humans, chasing beasts,
stealing fruit for secret feasts,
playing evil tricks and teasing
is, of course, by far more pleasing
than to sit with other boys
still in school and make no noise. –
But o dear, o dear, o dear,
what a dreadful end is near!
Max and Maurice, oh, what fate
did you boys have to await!
So, recorded are their crimes
here in pictures and in rhymes.

Colocynthis

Die Parallele dieser Symptome zu Wilhelm Busch's Max und Moritz ist bekannt. Die Symptome schildert Otto Leeser:

> Der Patient ist ärgerlich, ungeduldig, reizbar. Alles regt ihn auf. Krampfartige Bauchschmerzen, die sich durch kräftigen Druck und Wärme bessern. Auch durch seelische Erschütterung können die Symptome hervorgerufen werden.

Aber geradezu plastisch schildert Hahnemann die Colocynthis-Wirkung in Bezug auf den Schneidermeister Böck bei Max und Moritz: in Chronische Krankheiten, Band 3 Seite 159:

> Heftige Koliken, besonders nach Ärgernis. Nachteile und Beschwerden mannigfacher Art von *Indignation und Erbitterung* oder innerer, *nagender Kränkung über unwürdige Behandlung* seiner selbst.

Sie wissen, die beiden Lausejungen Max und Moritz haben den kleinen Steg über das Gewässer vor dem Hause des Schneidermeisters Böck angesägt. Um ihn auf die gebrechliche Brücke zu locken, ärgern sie den Mann:

> »He, heraus, du Ziegenböck!
> Schneider, Schneider, meck meck meck!«

> Alles konnte Böck ertragen,
> ohne nur ein Wort zu sagen.
> Aber wenn er dies erfuhr,
> ging's ihm wider die Natur.

> Schnelle springt er mit der Elle
> über seines Hauses Schwelle,
> denn schon wieder ihm zum Schreck
> tönt ein lautes Meck-meck-meck.

Und schon ist er auf der Brücke,
Kracks! Die Brücke bricht in Stücke.
Wieder tönt es: Meck-meck-meck!
Plumps! Da ist der Schneider weg.

Grad als dieses vorgekommen,
kommt ein Gänsepaar geschwommen,
welches Böck in Todeshast
krampfhaft bei den Beinen faßt.

Beide Gänse in der Hand
flattert er auf trocknes Land.
Übrigens bei alle dem
ist so etwas nicht bequem.
Wie denn Böck von der Geschichte
auch das Magendrücken kriegte.

Hoch ist hier Frau Böck zu preisen,
denn ein heißes Bügeleisen,
auf den kalten Leib gebracht,
hat es wieder gut gemacht.
Bald im Dorf hinauf, hinunter,
hieß es, Böck ist wieder munter.

Jedermann im Dorfe kannte
Einen, der sich Böck benannte. –

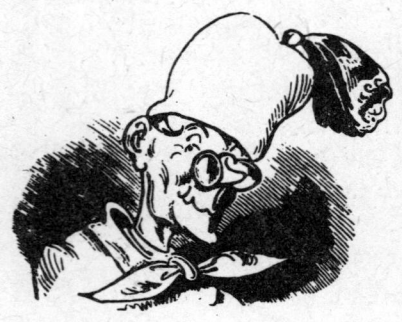

Alltagsröcke, Sonntagsröcke,
Lange Hosen, spitze Fräcke,
Westen mit bequemen Taschen,
Warme Mäntel und Gamaschen –
Alle diese Kleidungssachen
Wußte Schneider Böck zu machen. –
Oder wäre was zu flicken,
Abzuschneiden, anzustücken,
Oder gar ein Knopf der Hose
Abgerissen oder lose –
Wie und wo und was es sei,
Hinten, vorne, einerlei –
Alles macht der Meister Böck,
Denn das ist sein Lebenszweck. –
Drum so hat in der Gemeinde
Jedermann ihn gern zum Freunde. –
Aber Max und Moritz dachten,
Wie sie ihn verdrießlich machten. –

Nämlich vor des Meisters Hause
Floß ein Wasser mit Gebrause.

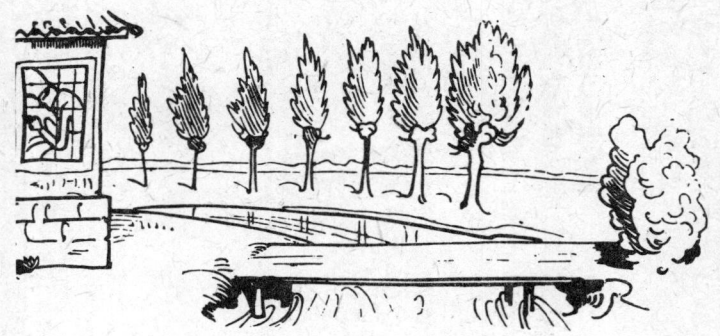

Übers Wasser führt ein Steg
Und darüber geht der Weg. –

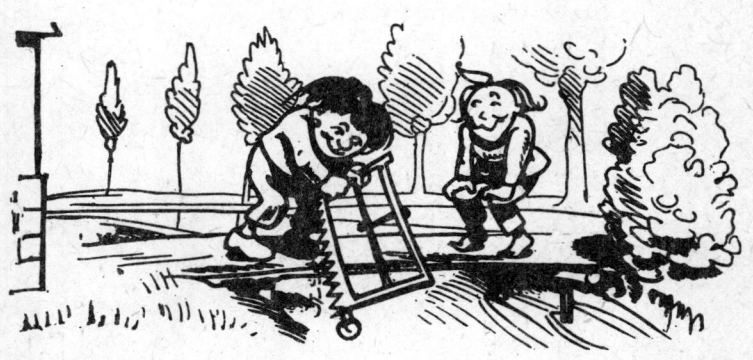

Max und Moritz, gar nicht träge,
Sägen heimlich mit der Säge,
Ritzeratze! voller Tücke,
In die Brücke eine Lücke. –

Als nun diese Tat vorbei,
Hört man plötzlich ein Geschrei:

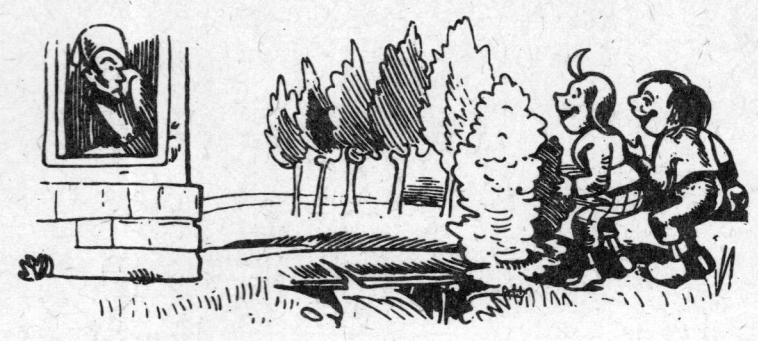

»He, heraus! du Ziegen-Böck!
Schneider, Schneider, meck, meck, meck!!« –
Alles konnte Böck ertragen,
Ohne nur ein Wort zu sagen;
Aber wenn er dies erfuhr,
Ging's ihm wider die Natur.

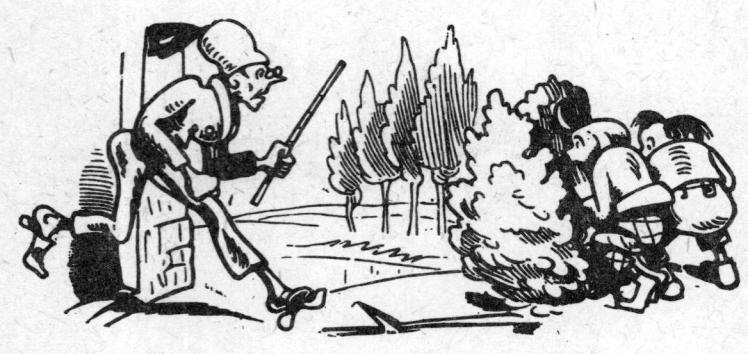

Schnelle springt er mit der Elle
Über seines Hauses Schwelle,
Denn schon wieder ihm zum Schreck
Tönt ein lautes: »Meck, meck, meck!!«

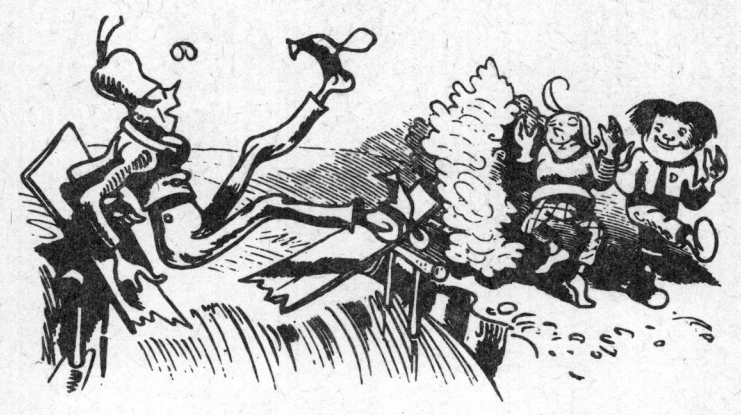

Und schon ist er auf der Brücke,
Kracks! die Brücke bricht in Stücke;

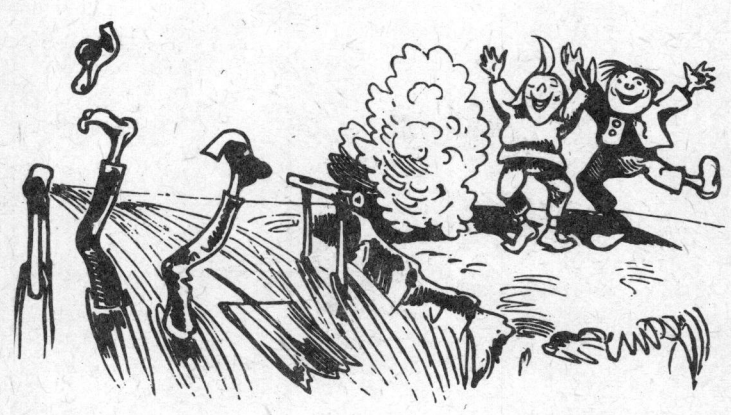

Wieder tönt es: »Meck, meck, meck!«
Plumps! Da ist der Schneider weg!

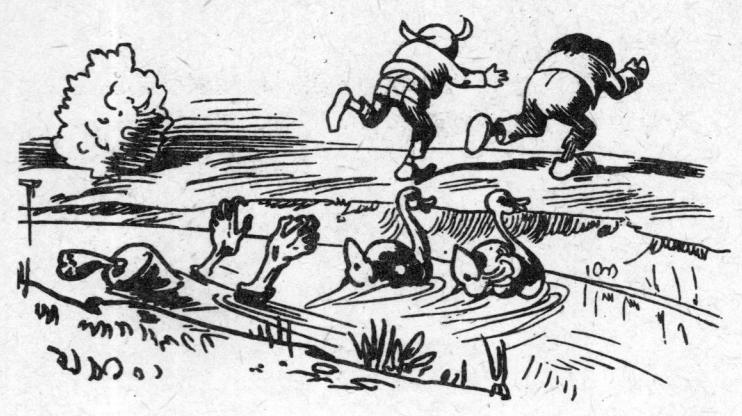

Grad als dieses vorgekommen,
Kommt ein Gänsepaar geschwommen,
Welches Böck in Todeshast
Krampfhaft bei den Beinen faßt.

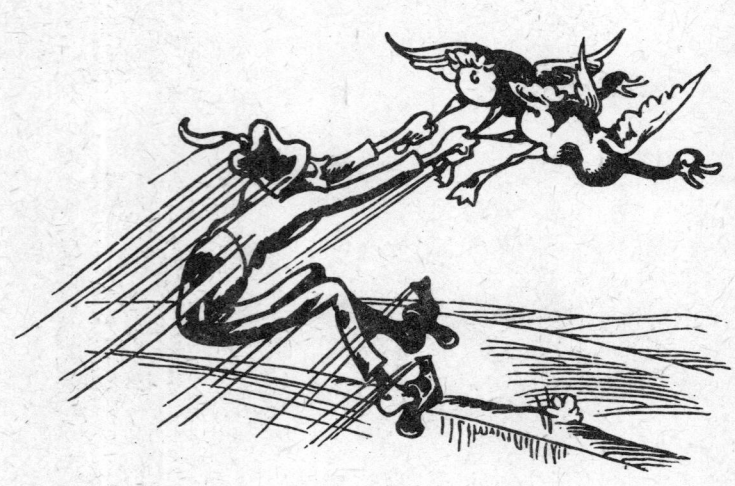

Beide Gänse in der Hand,
Flattert er auf trocknes Land. —

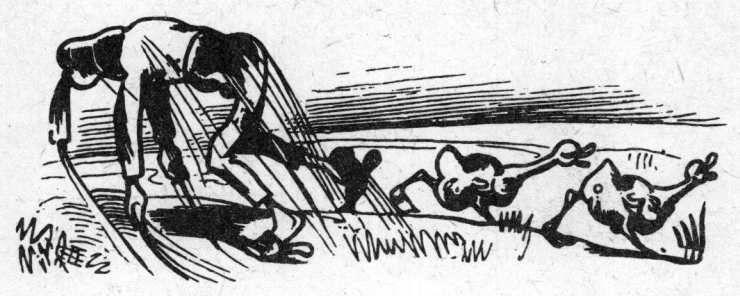

Übrigens bei alle dem
Ist so etwas nicht bequem;

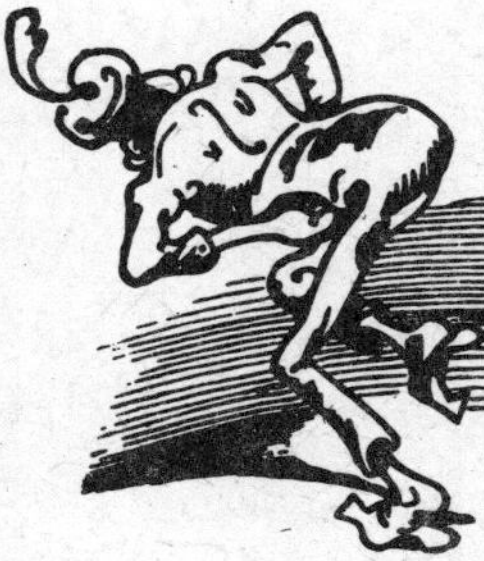

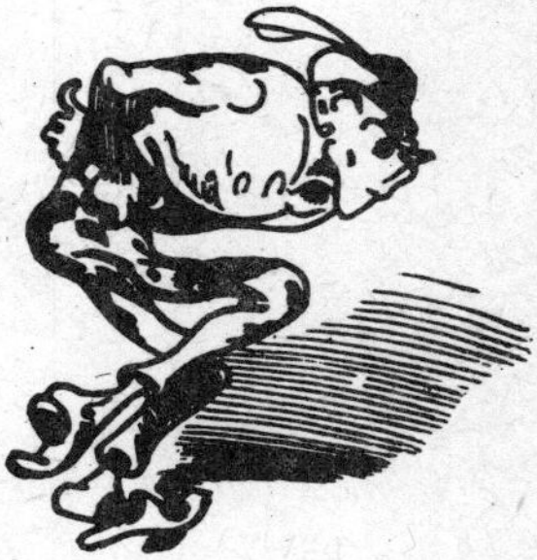

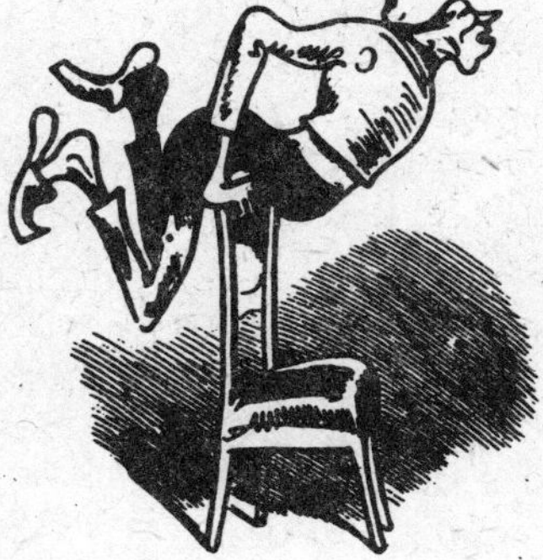

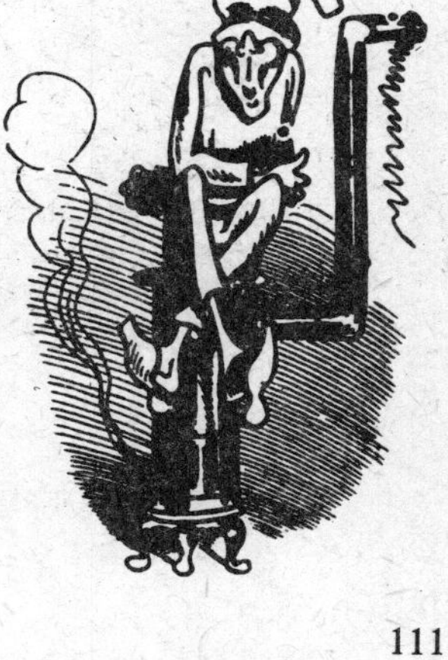

111

Wie denn Böck von der Geschichte
Auch das Magendrücken kriegte.

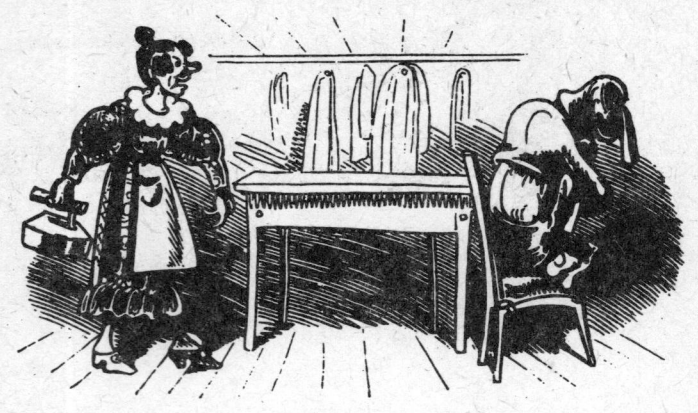

Hoch ist hier Frau Böck zu preisen!
Denn ein heißes Bügeleisen,
Auf den kalten Leib gebracht,
Hat es wieder gut gemacht. —

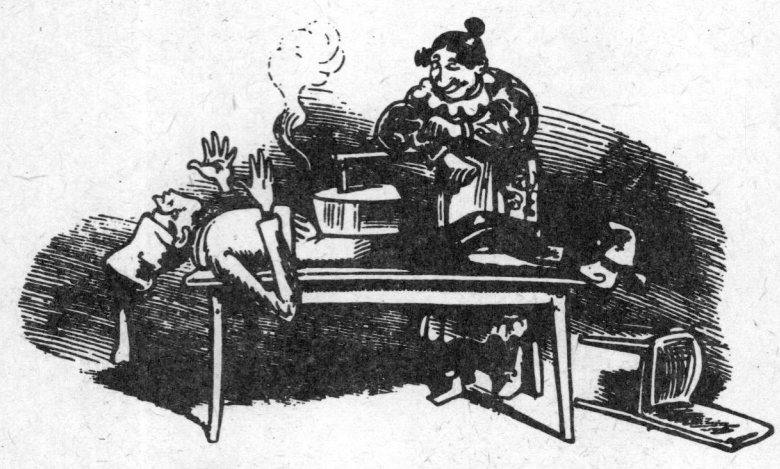

Bald im Dorf hinauf, hinunter,
Hieß es: Böck ist wieder munter!!

Arsenicum Album

(Molière: Le Malade imaginaire)

Der eingebildete Kranke

1673 fand die Uraufführung von Molières Komödie statt in
Paris, im Palais Royal. Argan, ein reicher Bürger von Paris,
bildet sich ein, an einer schweren Krankheit zu leiden. Sein
Arzt, Burgon, und sein Apotheker Fleurant, bestärken ihn in
diesem Glauben, verschreiben ihm unzählige Medikamente
und gelangen so selber zu großem Wohlstand. Alle Versuche,
Argan durch Beweise und Argumente von seiner Einbildung
zu befreien, scheitern; sie bewirken nur, daß er sich in seine
Wahnvorstellungen immer mehr verbohrt und den Entschluß
faßt, seine ältere Tochter Angelique mit einem soeben appro-
bierten Arzt, mit Thomas Diafoirus, zu verheiraten. Angelique lehnt sich heftig gegen den Willen des Vaters auf, nicht
nur, weil der ihr zugedachte Ehemann ein Einfallspinsel ist,
der nur auswendiggelernte Formeln und lateinische Zitate
herunterleiern kann, sondern, weil sie das Recht beansprucht,
einen Mann ihrer Wahl zu heiraten. Nämlich Cleante, von
dem Argan, da er nicht Arzt ist, jedoch nichts wissen will. Beline, seine zweite Frau, unterstützt ihn, da sie hofft, auf diese
Weise Argan so sehr für sich zu gewinnen, daß er seine eigenen Kinder Angelique und Louison enterbt und ihr allein sein
ganzes Vermögen vermacht. Auch Beralde, Argans Bruder,
diskutiert mit ihm über die Eitelkeit der Mediziner, die
sich anmaßen, ohne Kenntnis der geheimen Triebfedern der
Natur die Menschen heilen zu können, und die nur bewirken,
daß die Menschen ebenso oft an den Medikamenten wie an
ihren Krankheiten sterben. Er fordert Argan auf, mit ihm die
Komödien von Moliere anzusehen, in denen die eitlen Preten-
sionen der Medizin mit Recht verlacht würden. Argan ist
nicht zu überzeugen, er verwünscht Moliere und versichert
seinem Bruder, als sich dieser zum Fürsprecher von Cleante

und Angelique gemacht, er werde Angelique in ein Kloster stecken. Beralde erkennt, daß dieser Entschluß durch Beline veranlaßt ist und sucht nach einem Mittel, um Argan zur Einsicht zu bringen. Er bittet ihn, sich tot zu stellen, auf diese Weise die Wahrhaftigkeit von Belines Liebe zu erproben. Beline erscheint, geht in die Falle und entlarvt sich selber. Damit entlarvt sie auch die Motive ihrer vorgetäuschten Liebe. Als daraufhin Angelique in gleicher Weise auf die Probe gestellt wird, ist sie untröstlich über den vermeintlichen Tod ihres Vaters. Argan muß endlich den Betrug Belines erkennen, ist so tief von der Liebe seiner Tochter gerührt, daß er der Ehe zwischen Cleante und Angelique zustimmt, allerdings unter der Voraussetzung, daß Cleante Arzt werde. Beralde löst auch dieses Problem, indem er seinen Bruder überzeugt, es sei für ihn am bequemsten, wenn er selber die Doktorwürde erlange, somit Arzt seiner eigenen Krankheit würde.

Für den literarischen Rang dieser Komödie ist nicht der zufällige Umstand bezeichnet, daß Moliere die Rolle des eingebildeten Kranken spielte, während er selbst vom Tod gezeichnet war, bei der vierten Aufführung von heftigen Krämpfen und Blutstürzen erfaßt wurde und kurz nach der Vorstellung starb. Bezeichnender ist dabei aber, daß der kranke Moliere in der Rolle eines eingebildeten Kranken sein eigenes Theater verwünscht und sich selbst die Rache der Ärzte androht. Das Spiel scheint somit zum bitteren Ernst zu werden, der Komödie Molieres scheint der Boden entzogen zu sein und das heitere Spiel ist nur ein Spiel in unüberbrückbarem Gegensatz zum wirklichen Leben. Enthält dieses Stück die schärfste Satire, die wohl je gegen die medizinische Wissenschaft geschrieben wurde und weitet sich die Kritik an den Ärzten so weit aus, daß nicht allein die Glaubwürdigkeit eines Standes, sondern die Möglichkeit des Glaubens und des Vertrauens in anderen Menschen überhaupt in Frage gestellt wird, so zeigt sich hier doch deutlich, daß die Kunst für Moliere eine Sphäre heiterer Freiheit bildet, in der Dinge in Zweifel gezogen und mit Lebensnotwendigkeiten gespielt werden kann, die in der Wirklichkeit nicht aufhebbar sind.

Die große, fast schicksalshafte Ironie ist, daß Moliere zur selben Zeit an einer langwierigen Lungenerkrankung litt, an der er schließlich bei der vierten Aufführung, in der er selbst den Argan spielte, starb. Argan selbst ist voll Ironie, voll Sarkasmus. Dieser Sarkasmus und die Ironie in seinen Wortspielen ist immer wieder beweisbar, durch gegebene Tatumstände. Er bäumt sich gegen sein Leid und gegen die Krankheit auf, und er zieht über die her, die ihn trotz ihres Gelehrtenwissens nicht mehr heilen können. Die Person, dieses Argan, des sog. »eingebildeten Kranken«, gibt in anschaulicher Weise das Arzneimittelbild von

Arsenicum Album

zu erkennen. Die Gemütsstimmung, die geprägt ist von Eigensinn, Argwohn, Verzweiflung an der Genesung, von Ängstlichkeit um die Gesundheit bis hin zur Todesfurcht, so wie die Neigung zum Schauspielertum, zeigen ein charakteristisches Bild von Arsenicum Album. Im folgenden werden die einzelnen Zitate aufgeführt aus diesem Stück, entsprechend den Symptomen aus dem Kent zugeordnet, und die Wertigkeit von Arsen in der jeweiligen Rubrik in Klammern gesetzt.

»Fünfzehn Groschen für eine Spülung!
... In früheren Aufstellungen haben
sie nur zehn Groschen abgerechnet und
zehn Groschen in der Apothekersprache
heißt soviel wie fünf!«
(1. Aufz.1.Auftr.)

»Ich kann reden soviel ich will, man läßt
mich läßt mich immer allein. Es gibt
keine Möglichkeit, sie lassen sich
einfach nicht halten.«(1. Aufz. 1. Auftr.)

Argan klingelt nach dem Haus-
mädchen: ... »Du gemeines Frau-
enzimmer! Du Rabenaas!«
(1. Aufz. 2. Auftr.)

»Sprich leise, du aufdringliche
Person! Du bringst meine Gedanken
ganz durcheinander und vergißt mal

wieder ganz, daß man mit Kranken
nicht so laut sein darf.«
(2. Aufz. 2. Auftr.)

Thomas Diaforius über Argan:
»Puls ziemlich hart und unregelmäßig, schlägt zurück«!
(2. Aufz. 9.Auftr.)

»..., wieviel Salzkörnchen soll man
ins Ei tun?« (2. Aufz. 9. Auftr.)

»... Was lastet alles auf mir! Ich
habe kaum noch Zeit, in Ruhe an
meine Krankheit zu denken. Dies
geht wahrhaftig über meine
Kräfte.« (2. Aufz. 11. Auftr.)

zu Bruder Beroald: »(Es geht mir)
Leider sehr, sehr schlecht. ...

Ich bin sehr schwach. Ich kann dir
gar nicht schildern, wie schwach.«
(3. Aufz.1. Auftr.)

gleich danach:
Argan aufspringend und dabei
laut redend und gestikulierend.
(3. Aufz. 1. Auftr.)

- **geizig I/55**

- beklagt sich I/15
- **Verlangen nach Gesellschaft**
  I/58
- **< durch Alleinsein I/58**
  Schwermut beim Alleinsein
  I/90
- **tadelsüchtig I/101**
- **tadelt andere I/101**
- *Streitsucht I/100*
- *Ungeduld I/109*
  schimpfen I/86 (0)
- *empfindl. Ge-*
- *räusch I/28*
- *empfindl. gegen Stimmen*
  I/28
- *Reizbarkeit I/77*
- *Gedächtnisschwäche I/50*

Puls hart I/433
- **Puls unregelmäßig I/436**
- Puls schnellend I/433
- *Puls intermitt. I/433*
- *peinlich in Kleinigkeiten*
  I/74
- Gedanken an Krankheit I/52
- Neurasthenie I/73
- **Schwäche nach Ärger I/441**

- **Schwäche I/439**
- Empfindung schlaffes Gefühl I/465

- Bedauert sich selbst I/15
- fühlt sich unglücklich,
  bedauernswert I/110
- *Erregung I/31*
- Sprache laut I/97
- heftig, hitzig I/60
  Unruhe I/452
- Ruhelosigkeit I/81

nachdem Beroald sein tägl. Klistier abgelehnt hat: »Du wirst ein Unglück heraufbeschwören. « 3. Aufz. 5. Auftr.

- *Furcht vor Unheil I/47*
- *hypochondr. Angst I/7*
- Angst um die Gesundheit I/6
- *Furcht, daß sich*
- etwas ereignen könnte I/42
- Furcht vor drohen-
- der Krankheit I/44

»Oh mein Gott, ich bin tot. Du hast mein Ende auf dem Gewissen, Beroald. ... Mit mir ist's aus. Ich fühle schon, wie sich die Wissenschaft an mir rächt!« (3.Aufz. 7.Auftr.) und:» Schon bedrücken mich lauter Leiden, von denen ich bisher verschont geblieben bin, all die ...« (3.Aufz.9.Auftr.)

- beklagt sich I/15
- *stöhnen I/99*
- Furcht vor dem Tod I/46
- Furcht, er könne sterben (Gerd Witte)
- Todesahnung I/104
- *Todesgedanken I/104*
- *Todesgefühl I/104*

Toni: »Ihre Lunge ist krank«

- **Entzündung Lungen II/213**

Beschwerdebild (3.Aufz. 14. Auftr.) »Kopfschmerzen ab und zu.« »Übelkeit hin und wieder.« »Zerschlagenheit am ganzen Körper.«

- **Kopfschmerzen I/235**
- **Übelkeit II/472**
- *Erschlaffung I/413*
- **Schwäche Extremitäten**
- II/508
- *Mattigkeit I/426*
- Müdigkeit I/427
- **Gliederschmerzen II/559**

Stechen im Leib, wie von einer Kolik.«

- Bauchschmerzen anfallsartig III/541
- **Bauchschmerzen reissend III/585**
- Bauchschm. schneidend III/587
- stechende Bauchschmerzen III/592

»Trinkt gerne Wein.«

- **Verl. nach alkohol.Getränken III/482**

»Schläfrigkeit nach Tisch.«

- **Müdigkeit nach dem Essen II/427**

Charakterisierung durch seine Frau Berlinde (3.Aufz.18.Auftr.):
»...Ein Mann, der alle Welt auf die Nerven fiel! Ein Schmutzfink, daß man sich ekelte, nie ohne Klistier oder irgendein Medikament im Leib, und dazu das ewige Schnauben, Husten und Spucken! Dabei bar allen Witzes, langweilig und übellaunig, nichts als eine dauernde Plage für seine Umgebung und Tag und Nacht eine Geißel für seine Umgebung!«

außerdem:

- Atmung laut III/344
- **Atemnot, asthm. Husten III/377**
- Ernst I/30
- Stimmung unbeständig I/99
- Lästig, geht auf die Nerven I/68

- *Wahnideen, krank zu sein I/131*
- **Verzweiflung um die Genesung I/119**
- Argwohn I/12
- *Eigensinnig I/26*
- verachtungsvoll I/112
- verträgt keinen Widerspruch I/147

Hier sehen Sie noch einmal den Geiz, die Tadelsüchtigkeit, allgemeine Schwäche, das schlaffe Gefühl, die Selbstbedauerung, das Bedauernswerte, sich selbst unglücklich fühlen, die Ruhelosigkeit, die Furcht vor dem Unheil, die Angst um die Gesundheit, die Furcht vor dem Tod, die Übelkeit, Atemnot, der asthmatische Husten, die Verzweiflung um die Genesung, der Argwohn, das Nichtvertragen von Widerspruch, die Todesahnung, schließlich der unregelmäßige, schnellende intermitierende Puls, die Empfindlichkeit gegen Geräusche und gegen Stimmen. All diese Symptome und noch viel mehr finden wir genau darin. Und wer jetzt einmal sich Molière anschaut und einmal liest, der wird das Arzneimittelbild von Arsen so schnell nicht vergessen:

Wie Allen es so schön zusammenfaßt, die Gemütsverfassung ist kläglich, melancholisch, verzweifelt, ängstlich, furchtsam, ruhelos, voller Qualen, reizbar, empfindlich, mürrisch, leicht verärgert. Große Entkräftung, rapides Sinken der Lebenskräfte. Die Unruhe der Psyche ist ungeheuer groß, aber physisch zur Bewegung ist er zu schwach.

Arsenicum Album und der Vergleich des Arzneimittelbildes mit Molières eingebildetem Kranken ist in Idee und Ausführung im wesentlichen von der Ärztin Hildegard Faust verfaßt worden, die in meiner Praxis mit großem Erfolg famuliert hat. Es gebührt ihr Dank für diesen Beitrag.

Symphytum

Allen nennt Symphytum die »Arnica der Knochen und der Knochenhaut sowie des derben Narben- und Fasergewebes«. Aus der Tiermedizin stammt das jetzt benötigte Arzneimittelbild. Der Wirkungsbereich auf angrenzende Gebiete zeigt oft eine vielschichtige Verflechtung. Nach Beobachtungen von Dr. med.vet. Hans Wolter vermindert sich bei Bullen der Geschlechtstrieb, wenn sie auf Grund von Gelenkdeformationen den Decksprung nicht mehr ausführen können. Mit Symphytumgaben aber ist der Geschlechtstrieb sofort wiedergekehrt — und zwar vor Nachlassen der Gelenkschmerzen. Es besteht also eine Beeinflussung des Sexualtriebs bei gliedmaßengestörten Tieren. Um diese Definition geht es im folgenden Bild von Symphytum.

Im 10. Gesang der Odyssee erzählt Odysseus die Geschichte mit der Zauberin Kirke. Diese hat eine als Spähtrupp ausgesandte Gruppe von Gefährten des Odysseus durch ihre Zauberkraft in Schweine verwandelt. Nur einer ist entkommen, der dies berichtet. Odysseus macht sich auf den Weg, um seinen Gefährten zu helfen.

Da begegnete mir Hermeias mit goldenem Stabe.
Dieser gab mir die Hand und sagte mit freundlicher Stimme:
»Armer, wie gehst du hier so allein durch die bergichte Wal-
dung,
da du die Gegend nicht kennst. Bei Kirke sind deine Ge-
fährten,
eingesperrt wie Schweine in dichtverschlossenen Ställen.
Aber wohlan! Ich will dich vor allem Übel bewahren.
Nimm dieses heilsame Mittel und gehe zum Hause der Kirke.
Dennoch gelingt es ihr nicht, dich umzuschaffen. Die Tugend
dieser heilsamen Pflanze verhindert die Pläne der Zauberin.«
Also sprach Hermeias und gab mir die heilsame Pflanze,

die er dem Boden entriß und zeigte mir ihre Natur an:
Ihre Wurzel war schwarz und milchweiß blühte die Blume.
Moly wird sie genannt von den Göttern.

Im weiteren Verlauf dieses Geschehens — nach dem vergeblichen Umwandlungsversuch der Kirke — will diese den Odysseus »bezirzen«. Aber Odysseus widersteht:

Kirke, wie kannst du begehren, daß ich dir freundlich begegne,
da du meine Gefährten im Hause zu Schweinen gemacht hast.

Erst später, nachdem zwischen Odysseus und Kirke Vertrauen entstanden ist, wird er ihr Geliebter. Symphytum hat ihn bewahrt, von einer Frau zum Schwein gemacht zu werden.

Gaius Valerius Catullus

Gaius Valerius Catull stammt aus einem angesehenen begüterten Hause Veronas. Für die Achtung, welche die Familie genoß, spricht allein schon die Tatsache, daß Cäsar, wenn er während des Gallischen Feldzuges sein Winterquartier in Oberitalien bezog, er immer in Verona bei dem Vater des Dichters Wohnung nahm. Wann er geboren war und wann er starb, läßt sich nicht genau feststellen. Man müßte Catulls Ende etwa im Jahre 54, seine Geburt 84 ansetzen, wenn man der Lebensdauer von etwa 30 Jahren Glauben schenkt. Jedenfalls fiel sein Leben in die bewegten Zeiten der moralischen Zersetzung und der politischen Wirren, die dem Ende der römischen Republik vorausging. Er hat noch den Aufstieg Cäsars erlebt und den Beginn des Ringens zwischen ihm und Pompeus. Den Entscheidungskampf zwischen beiden, den hat er allerdings nicht mehr gesehen.

Seine Heimat, auch der in der Nähe gelegene Gardasee hat es ihm angetan, wahrscheinlich hatte seine Familie da eine Sommervilla und die Wellen, der Wind und das leise Plätschern haben ebenso wie das Lachen seiner oberitalienischen Heimat ihm sehr sehr reichlich Anlaß gegeben, äußerst erotische Gedichte, aber auch recht gemeine zu schreiben. Für Zwei Arzneimittelbilder kommen hier zwei Gedichte in Frage, die ich kurz erwähnen möchte.

Petroleum

Ein daktylischer Dystichon von Catull mit der Über-
schrift:

Ein unglücklicher Liebhaber.

„Rufus, wundre Dich nicht, warum keine Frau dazu Lust hat,
daß sie sich jugendlich zart Schenkel an Schenkel Dir
schmiegt,
ob Du sie nun mit Präsent eines äußerst gefälligen Kleides
oder auch mit dem Geschenk eines Brillanten versuchst!
Schadet Dir doch ein böses Geschwätz: In der Höhle der Achseln
wohne beständig bei Dir, heißt es, ein grimmiger Bock.
Den also fürchten sie alle. Kein Wunder! Das Biest ist ja böse,
und keine niedliche Maid schliefe sehr gerne mit ihm.
Darum: Entweder tilge die grausame Pest für die Nase,
oder sonst wundere Dich nicht, weshalb sie alle Dich fliehen!"

Nehmen wir mehrere Arzneimittellehren vor und finden wir
darin folgendes:

Vorherrschend der üble Geruch aller Absonderungen, große
Schweiße in den Achselhöhlen und an den Füßen. Grimmig
übler Geruch. Übelriechender Achselschweiß. Wenngleich in
keiner Arzneimittellehre von einem Bock, vielleicht auch von
einem Ziegenbock die Rede ist, so kann man doch wohl sagen, daß Petroleum das Mittel wäre, an das wir bei diesem
Gedicht zu denken haben.

Mercurius

Ein gemeines Pamphlet.

„Hätt' nicht gedacht, so wahr die Götter mich lieben, ein anderes sei's
bei Aemilius, ob Hintern ich riech' oder Mund.
Gar nicht saubrer ist der und nicht unsauberer jener;
aber der Hintern ist doch sauberer und besser auch noch,
denn er hat keine Zähne, der Mund hat sie anderthalb Fuß
lang,
altem Wagensitz gleich ist drin das Zahnfleisch zerfetzt;
dazu ein Rachen, der klafft wie die Spalte des pinkelnden
Maultiers, die von der Hitze gedehnt, weiter geöffnet sich
zeigt.
Viele bearbeitet er und zeigt sich bei ihnen sehr niedlich,
wird er zur Mühle denn nicht und zu dem Esel geschickt?
Wenn ihn eine berührt, sollt' man sie für fähig nicht halten,
daß sie dem Henker den Arsch lecken kann, selbst wenn er
krank?"

Blättern wir im Mezger:

Übler Geruch aus dem Mund.

Zahnfleisch geschwollen, zerfetzt, leicht blutend, geschwürig, löst sich von den Zähnen ab.

Die Zunge zeigt den Abdruck der vergrößerten Zähne.

Mandeln sind eitrig belegt, gerötet, geschwollen, das Zäpfchen verlängert.

Alle Symptome sind da. Der üble Geruch, das zerfetzte faulige Zahnfleisch, der entzündete Rachen. Das Arzneimittelbild von Mercurius.

(Es handelt sich bei dem Gedicht von Catull um ein daktylisches Distichon).

Sulfur

In diesem Arzneibild werden besonders die allgemeinen Schwefelsymptome angesprochen. Schwefel läßt zu Beginn des Heilungsgeschehens die »alten Schäden« herauskommen. Das Kranke, das Üble, das Schlechte, der belastende Rest aus der Vorgeschichte soll abfließen können. Der Schwefel wirft das Böse heraus, so wie er selbst als Element aus den tiefen Erdschichten, aus der Schicht der Metalle stammt, so reinigt er das biologische Geschehen in einer Art Eruption. Der Schwefel auf der Erdoberfläche ist vulkanischen Ursprungs, und dieses Bild ist in ihm enthalten.

In der Bibel, 1. Buch Mose, 18 + 19 wird erzählt:

Und der Herr sprach zu Abraham:
»Es ist ein Geschrei zu Sodom und Gomorra, das ist groß, und ihre Sünden sind sehr schwer. Darum will ich hinabfahren und sehen, ob sie alles getan haben nach dem Geschrei, das vor mich gekommen ist, oder ob's nicht also sei, daß ich's wisse.«
Aber Abraham blieb stehen vor dem Herrn und trat zu ihm und sprach:

»Willst du denn den Gerechten mit dem Gottlosen umbringen? Es möchten vielleicht 50 Gerechte in der Stadt sein. Wolltest du die umbringen? Das sei ferne von dir, daß du das tust.«
Der Herr sprach: »Finde ich 50 Gerechte zu Sodom in der Stadt, so will ich um ihrer willen dem ganzen Ort vergeben.«
Abraham antwortete und sprach: »Ach siehe, ich habe mich unterwunden zu reden mit dem Herrn, wiewohl ich Erde und Asche bin, es möchten vielleicht 5 weniger denn 50 Gerechte sein. Wollest du denn die ganze Stadt verderben um der 5 willen?«

Nein! Der Herr will sie verschonen. Bis hinab zu 10 Gerechten handelt Abrahm die Schonungszahl herunter.

Aber nur Lot mit seinem Weib und seinen beiden Töchtern werden als Gerechte befunden − sonst niemand.

Sie werden aus der Stadt verbracht − und dann heißt es weiter:

> Und die Sonne war aufgegangen auf Erden. Da ließ der Herr Schwefel und Feuer regnen von dem Herrn vom Himmel herab auf Sodom und Gomorra und kehrte die Städte um − und die ganze Gegend − und alle Einwohner der Städte − und was auf dem Lande gewachsen war.

Das Alte, das Schädliche, das Unreine − vernichtet, verbrannt und aufgelöst. Die Basis, der Boden umgepflügt, umgekehrt und gewandelt. Aber − wie anfangs angedeutet − enthält das Ende schon wieder die Keime für das Neue. In Himmel und Erde, in allem Lebendigen liegt das Wesen der Polarität. Aus dem Ende ergibt sich der Anfang! Wie beruhigend für einen, der diese Gedankengänge erkennt und in der Schau der Homöopathie wiederfindet. Wie sagte Nietzsche anfangs?

> Seit ich des Suchens müde ward,
> erlernte ich das Finden.

Ruta

Otto Leeser schreibt:

»Die homöopathische Anwendung der Ruta graveolens konzentriert sich hauptsächlich auf 3 Erkrankungsgruppen:

1. Schwäche, Überanstrengung oder Traumen an den Bewegungsorganen.
2. Überanstrengungsfolgen an den Augen.
3. Mastdarmvorfall mit Obstipation.

Daneben bestehen Beziehungen zur Psyche in dieser Form:

Die Ärgerlichkeit, Streitsucht und Melancholie, die ängstliche Stimmung ... die Unzufriedenheit mit sich selbst und mit anderen, die Reizbarkeit sind wohl charakteristisch.«

Besonders die psychischen Symptome finden sich in Shakespeares Zeichnung der Königin, der Gemahlin Richards II. Auch Hahnemann zeichnet diese Symptome in Band 4 Reine Arzneimittellehre:

»Fühlt sich so voll gepresst im ganzen Körper, wodurch der Atem beengt wird.

Sehr öftere Ängstlichkeit mit mutlosen Gedanken und Befürchtungen. Hat zu nichts Lust, es ist ihr unbehaglich.

Glaubt immer, hintergangen zu werden.«

In Shakespeares König Richard II. entwickelt sich diese Szene: Die Königin belauscht durch Zufall, durch ein Gebüsch verborgen, ein Gespräch unter ihren Gärtnern. König Richard ist gestürzt, das ahnte die Königin, nun erfährt sie es durch das Gespräch ihrer Diener. Von Würde und Demut, von der Kraft einer Persönlichkeit ist diese hohe Frau nicht angetan, ihr Gärtnermeister hat diese Merkmale dafür umso mehr. Mit welch großartiger Menschlichkeit zeichnet Shakespeare dieses Bild des Gärtners, der seiner Königin verzeihend nachsinnt und zu ihrem Gedächtnis eine Raute pflanzt. Shakespeare. König Richard II. 3. Akt, 4. Szene

Königin: (tritt hinter dem Busch hervor mit ihren Begleiterinnen)

> Oh, ich ersticke, mach ich mir nicht gleich
> mit Reden Luft – – Du, Adams Ebenbild,
> gesetzt zum Pfleger dieses Gartens, sprich,
> wie darf mir deine harte, rauhe Zunge
> die unwillkommne Neuigkeit verkünden?
> Was sagst du, König Richard sei entsetzt?
> Darfst du, ein wenig bessres Ding als Erde,
> erraten seinen Sturz? Wo, wann und wie
> kam diese Nachricht dir? Elender, sprich!

> *Gärtner:* Verzeiht mir, gnäd'ge Frau, es freut mich wenig,
> zu melden dies: doch was ich sag' ist wahr.
> Der König Richard ist in Bolingbrokes
> gewalt'ger Hand, gewogen wird ihr Glück.
> In eures Gatten Schal' ist nichts als er
> und Eitelkeiten, die ihn leichter machen.
> Der große Bolingbroke, samt allen Pairs
> von England, macht die andere Schale voll.
> Und mit dem Vorteil wiegt er Richard auf.
> Reist nur nach London und erfahrt: so sei's.
> Ich sage nichts, was nicht ein jeder weiß.

> *Königin:* Behendes Mißgeschick, so leicht von Füßen!
> Geht deine Botschaft nicht mich an und ich
> muß sie zuletzt erfahren? Die Nachricht, ach,
> sie will zuletzt mir nah'n, daß ich ihr Leid am längsten
> im Busen trage. – – Fräuleins kommt! Wir geh'n,
> zu London Londons Fürst in Not zu sehn.
> War ich dazu bestimmt, mit trüben Blicken des großen
> Bolingbroke Triumph zu schmücken?

Gärtner, weil du berichtet dieses Weh,
gedeih kein Baum dir, den du impfest, je!

Gärtner: Ach, arme Fürstin! Ging's nur dir nicht schlimmer,
so treffe mich dein Fluch nur immer.
Hier fiel ihr eine Träne. Wo die getaut,
da pflanz' ich Raute, bittres Weihekraut.
Reumütig wird die Raute bald erscheinen
und Tränen einer Königin beweinen.

Pulsatilla

Pulsatilla, die Anemone, eines der »großen Mittel« in der Homöopathie, war schon bei Hahnemann beliebt. Mit genialem Blick hat er die Züge dieses Mittels erkannt. Im 2. Band der Reinen Arzneimittellehre schreibt Hahnemann:

> Pulsatilla wird desto hilfreicher sein, wenn neben den Körpersymptomen zugleich ein schüchternes, *weinerliches,* zu innerlicher Kränkung und stiller Ärgernis geneigtes, wenigstens ein mildes und nachgiebiges Gemüt im Kranken zugegen ist.

Der Franzose Lefort schreibt in einer Pulsatilla-Studie 1953:
> Wie ihr Körper den Malern der italienischen Renaissance als Modell gedient hat, so hat ihre Seele alle Dichter der Romantik inspiriert, wo wir sie in Tausenden von Exemplaren wiederfinden... Um ein Nichts, um noch weniger als das, setzt sich ihr Gesicht in Flammen, die Brust, glatt und zart, marmoriert sich pflichtschuldig mit den Flecken des Erythème émotiv. Leider hat dieser so harmonische Körper schon in seiner ersten Jugend Fehler ... die venöse Stase, die bläulichen Beine mit geschwollenen Knöcheln. Sie leiden unter Frostbeulen, und die Hände entgehen nicht der Missetat des Winters.

Im farbenreichen Bild der antiken Mythen ist die Anemone nur in ihrem äußerlichen Bilde dargestellt. Die Pflanze ist eines Tages gewachsen aus dem Blute des wunderbar schönen Jünglings Adonis. In Ovids Metamorphosen wird dies so erzählt:

> Aphrodite, Göttin der Liebe, verliebte sich in den Jüngling Adonis. Dieser ist das Symbol für die Schönheit des jugendlichen Mannes.
>
> Ares, der Kriegsgott, hatte schon immer eine Neigung zu Aphrodite. Und Ares brennt vor Eifersucht auf seinen Ri-

valen Adonis, und − er läßt ihn umbringen. Adonis ist
auf der Jagd, da sendet ihm Ares einen ganz besonders
wilden Eber entgegen.

Rasch naht das grimmige Tier, verfolgt den Schützen, der
angstvoll
Sicherheit sucht. Es schlägt in die Weichen ihm tief seine
ganzen
Hauer und streckt ihn zu Tode verletzt auf den gelblichen
Sand hin.
Die Göttin erhorcht von fern des Sterbenden Stöhnen und
leitet
dorthin der weißen Vögel Gespann. Und als sie aus Äthers
Höhen ihn sieht, entseelt, im eigenen Blute sich wälzen,
springt sie hinab und zerreißt ihr Gewand, zerrauft ihre
Haare,
schlägt sich grausam die Brust. Nachdem mit den Mäch-
ten des Schicksals
hart sie gehadert, spricht sie: »Und doch wird eurer Gewalt nicht
alles gehören. Es wird, o Adonis, stets meiner Trauer
Denkmal bleiben und wird, wiederholt alljährlich, im Bilde
deines Todes Gedächtnis auch meine Klagen erneuern.
»Aber dein Blut, es wird zur lieblichen Blume mir werden.«
Also hatte gesprochen die Göttin, sodann besprengt sie
duftend mit Nektar das Blut. Sobald es von diesem getroffen,
schäumte es auf so, wie aus dem gelblichen Sand sich die
lichten
Blasen heben. Nicht mehr verging als die Frist einer vollen
Stunde, da wuchs aus dem Blut an Farbe ihm gleich eine
Blume. Doch
kurz nur erfreust du dich ihrer, denn leicht zum Fallen ge-
neigt, wird
bald von dem Wind, der den Namen* ihr gibt, verweht ihre
Blüte.

* (Anemone = griech. $\alpha\nu \sim \eta\nu\epsilon\mu o s$ = windstill)

Sepia

Sepia ist ein doch wesentlich mehr bei Frauen angewandtes Mittel und bei Allen lesen wir den Begriff Waschfrauenmittel. Er meint damit, daß Beschwerden da sind, die durch Arbeiten in der Waschküche, in der Reinigung, in der Bügelstube (schweres Heben und feuchte Wärme) hervorgerufen oder verschlimmert werden). Adalbert von Chamisso hat ein Gedicht geschrieben im Jahre 1833. Die alte Waschfrau. Sie lesen es am Ende dieser Zeilen. Betrachten wir einmal dieses Gedicht, nämlich das Gedicht über eine Waschfrau. Da haben wir sie, diese immer fleißige, rüstige Frau, die trotz aller Beschwerden mit Mühe ihr täglich Brot verdient und bei all der vielen Arbeit immer noch Zeit hat zu heiraten und ihrem Mann Kinder zu schenken.

Mein hochverehrter Lehrer, Herr Dr. Öhmisch, hat immer wieder darauf hingewiesen, daß man bei Frauen jenseits des Klimateriums an Sepia denken sollte, wenn in jungen Jahren sowohl der Uterus als auch die Leistungskraft äußerst strapaziert worden ist, was ja zweifelsohne bei der hier von Chamisso beschriebenen Waschfrau der Fall ist. Sie hat ihre Kinder ernährt, sie zog sie auf in Zucht und Ehren, Fleiß und Ordnung stehen im Vordergrund. Sie hat allen ihren Lieben ihre ganze Kraft und auch ihre ganze Liebe geschenkt. Sie hat gespart, sie hat nachts gearbeitet, sie hat alles getan, was nur möglich war, um dann, nachdem ihre Familie sie verlassen hatte, der Mann in das Grab, die Kinder in die Ferne gingen, plötzlich allein zu sein und dann kommen all diese Beschwerden, die Depressionen, jetzt auf einmal denkt sie nur über sich und ihr Alleinsein nach, vor dem sie Angst hat, sie sieht nur schwarz für die Zukunft und legt alles, ihre Liebe, ihr Geld an, um einen ruhigen Platz unter der Erde zu haben. Sie ist furchtsam auf der anderen Seite aber sorgsam darauf bedacht, für die Ewigkeit vorbereitet zu sein.

Wenn wir überall in den Arzneimittellehren lesen, daß kräftige Bewegung, besonders Tanzen, Besserung bringt, so ist damit nicht nur die musikalische rhythmische Bewegung mit Musik gemeint, sondern auch das erotische Wechselspiel, das der jungen Sepia-Patientin unendlich viel Freude macht. Die Patientin, die abends immer angeregt und lebhaft ist, morgens jedoch bedrückt und abgespannt. Sie wird dann, wenn sie alt ist, verarbeitet ist und aufgegangen ist im Dienst an ihren Lieben, plötzlich einsam.

Lesen Sie dieses Gedicht, um sich einmal ein Bild zu machen, auch von dem Wertvollen im Sepia-Bild, das meist und sehr häufig etwas herabgewürdigt wird und mitunter auch etwas lächerlich gemacht wird.

Adalbert von Chamisso

Die Alte Waschfrau
1833

Du siehst geschäftig bei dem Linnen
Die Alte dort in weissem Haar
Die rüstigste der Wäscherinnen
Im sechsundsiebenzigsten Jahr.
So hat sie stets mit saurem Schweiss
Ihr Brot mit Ehr- und Zucht gegessen
Und ausgefüllt mit treuem Fleiss
Den Kreis den Gott ihr zugemessen

Sie hat in ihren jungen Tagen
geliebt, gehofft und sich vermählt
Die hat des Weibes Los getragen
Die Sorgen haben nicht gefehlt:
Sie hat den kranken Mann gepflegt
Sie hat drei Kinder ihm geboren
Sie hat ihn in das Grab gelegt
Und Glaub und Hoffnung nicht verloren.

133

Da galts die Kinder zu ernähren
Sie griff es an mit heiterm Mut
Sie zog sie auf in Zucht und Ehren
Der Fleiss, die Ordnung sind ihr Gut
Zu suchen ihren Unterhalt
Entliess sie segnend ihre Lieben
So stand sie nun allein und alt
Ihr war ihr heitrer Mut geblieben.
Sie hat gespart und hat gesonnen
Und Flachs gekauft und Nachts gewacht
Den Flachs zu feinem Garn gesponnen
Das Garn dem Weber hingebracht
Der hat's gewebt zu Leinewand
Die Schere brauchte sie, die Nadel
Und nähte sich mit eigner Hand
Ihr Sterbehemde sonder Tadel
Ihr Hemd, ihr Sterbehemd, sie schätzt es
Bewahrt's im Schrein am Ehrenplatz?
Es ist ihr erstes und ihr Letztes
Ihr Kleinod, ihr ersparter Schatz
Sie legt es an, des Herren Wort
Am Sonntag früh sich einzuprägen,
Dann legt sie's wohlgefällig fort,
Bis sie darin zur Ruh sie legen.
Und ich an meinem Abend wollte
Ich hätte, diesem Weibe gleich
Erfüllt, was ich erfüllen sollte
In meinen Grenzen und Bereich.
Ich wollt, ich hätte so gewusst,
Am Kelch des Lebens mich zu laben,
Und könnt am Ende gleiche Lust
An meinem Sterbehemde haben.

Ignatia

Ignatia paßt besonders für zarte, feinbesaitete, empfindsame Frauen mit Melancholie nach Liebesenttäuschungen, mit Depression nach großem Kummer. Hier steht es in der Nähe von Natrium muriaticum und Hyoscyamus — so etwa drückt es Kent aus.

Es besteht Weinerlichkeit mit leidvoller Introvertiertheit, Trauer und Selbstvorwürfe, Depression und Verzweiflung. Trost und liebevoller Zuspruch bringen keine Erleichterung. Der Kummer wird vor anderen beschönigt. Das Mädchen mit Liebeskummer findet den treulosen Liebhaber nicht widerwärtig oder abstoßend. Sie sagt nichts Schlechtes über ihn, sie will ihn noch entschuldigen — nein, er war eigentlich ein guter Junge, es liegt alles nur an ihr selbst. Hier kommt Ignatia zu Einsichten, die sie vorher nicht hatte. In so weit ist Ignatia reifungsfähig in ihrem Schicksal.

Die Basis zu dieser Reifung für Gretchen im Faust läßt Goethe deutlich durchscheinen. Die Selbsterkenntnis steht am Anfang für Gretchens Wandlung und Entwicklung. Das Ergebnis steht am Ende des Faust, am Schluß des zweiten Teiles. Dieses Ergebnis können wir nicht zitieren, es ist unmöglich, diese einzelne Stimme aus der Symphonie des Faustabschlusses herauszunehmen. Aber die Ignatia-Situation Gretchens — die hört sich so an:

> Wie konnt ich sonst so tapfer schmälen,
> wenn tät ein armes Mägdlein fehlen!
> Wie konnt ich über andrer Sünden
> nicht Worte gnug der Zunge finden!
>
> Wie schien mir's schwarz, und schwärzt's noch gar
> mir's immer doch nicht schwarz gnug war,
> und segnet mich und tat so groß,

und bin nun selbst der Sünde bloß!
Doch – alles, was dazu mich trieb,
Gott! war so gut! ach, war so lieb!

* * *

Hahnemann hat Ignatia schon sehr gut beobachtet und zeichnet es so:

> Ignatia gibt ein Hauptmittel ab in Ärgernisfällen bei Personen, die nicht geneigt sind, in Heftigkeit auszubrechen oder sich zu rächen. Es sind Personen, welche die Kränkung in sich verschließen, bei denen die Erinnerung an den ärgerlichen Vorfall anhaltend in ihrem Gemüte zu nagen pflegt.

Das ist eine Ignatia-Depression, welche Eduard Möricke so einfühlsam darstellt in seinem Gedicht:

> Das verlassene Mägdlein
> Früh, wann die Hähne krähn,
> eh' die Sternlein verschwinden,
> muß ich am Herde stehn,
> muß Feuer zünden.
> Schön ist der Flammen Schein,
> es springen die Funken;
> ich schaue so drein,
> in Leid versunken.
> Plötzlich, da kommt es mir,
> treuloser Knabe,
> daß ich die Nacht von dir
> geträumet habe.
> Träne auf Träne dann
> stürzet hernieder;
> so kommt der Tag heran –
> o ging er wieder!

Kann man es zärtlicher und liebevoller ausdrücken, wie wohl ein Ignatia-Mädchen in solcher Situation empfinden mag?

Nux vomica

Aus dem Liederbuch für homöopathische Vereine, herausgegeben im Jahre 1907 von H. Zirkel, dem Ehrenvorsitzenden des homöopathischen Vereines in Köln-Nippes. Ein an sich auch klassisches Werk, nur ein wenig umgedichtet, nämlich ein Gedicht über das so wertvolle homöopathische Arzneimittel Nux vomica. Die Melodie ist nach dem Lied »Oh Tannenbaum, oh Tannenbaum« festgesetzt. Hier der Text:

Nux vomica, Nux vomica,
Du kannst mir sehr gefallen!
Du heilst und linderst allerwärts
und machst uns frei von allem Schmerz!
Nux vomica. Nux vomica,
Du kannst mir sehr gefallen.

Nux vomica, Nux vomica,
Du homöopathisch Wunder!
Wenn Reizbarkeit und Zorn uns plagt,
wie bald sind die durch Dich verjagt!
Nux vomica, Nux vomica,
Du machst uns frisch und munter!

Und wie bewährst, Nux vomica,
Du trefflich Dich beim Fieber!
Ganz gleich, ob's gastrisch, ob's nervös,
ob's katharralisch, biliös!
Oh nehmt nur ja Nux vomica,
und bald ist es vorüber!

Seid mager Ihr und abgezehrt,
gedenket der Strychnee;
habt Ihr am Leben Überdruß,
und quält Euch Gicht und Hexenschuß,
dann nehmt nur ja Nux vomica,
und hin ist Leid und Wehe!

Nux vomica, Nux vomica,
Du köstlichste der Pillen!
Greift Müdigkeit die Glieder an,
brummt schwer der Kopf und knurrt der Zahn;
Nux vomica, Nux vomica,
Du wirst die Leiden stillen.

Nux vomica, Nux vomica,
oh merkt's Euch bei Gelagen,
wenn Euch nach schwer durchzechter Nacht
des morgens Früh der Kater plagt
dann nehmt nur ja Nux vomica,
sie wird ihn bald verjagen!

Dein Lob darum, Nux vomica,
in erster Reih erschall es!
Bist Homöopath Du oder nicht,
verschmähe nur die Brechnuß nicht!
Nux vomica hilft immerdar,
probiert's, ob's nicht der Fall ist.

Nux vomica, Nux vomica.
Du herrlichste der Nüsse!
Wärst Du ein hübsches Mägdelein,
ich würde Dich zum Danke freien;
Nux vomica, Nux vomica,
ich geb Dir tausend Küsse.

Cantharis

Das Arzneimittelbild ist geprägt durch das Brennen – innen und außen. Die äußerliche Anwendung führt zu ausgedehnter Blasenbildung bis zu brandigen Geschwüren, das Bild der Verbrennung in jedem Stadium.

Die chemische Analyse des Cantharidin zeigt eine erlaubte Vergleichbarkeit mit dem Anemonin. Anemonin ist der Pulsatillenkampher, eine sehr flüchtige, leicht zersetzliche Substanz. Nach Professor Hans Rabe macht eine frisch zerquetschte Anemone auf der Haut eine bis zur Blasenbildung gehende Entzündung.

So ergibt sich: Der starke, kraftvolle, gewalttätige Cantharis ist verwandt mit der schwachen, sanften, anlehnungsbedürftigen Pulsatilla. Obwohl dies ungewöhnlich erscheint, ist es dennoch nichts anderes als die Polarität, dieses übergeordnete Prinzip in der Schöpfung.

Das hier gezeichnete Cantharis-Bild, der Tod des Herakles, war nicht möglich durch äußere Gewalt, dazu war der Held viel zu kraftvoll. Er starb an einem Tiergift, das alle Züge von Cantharis trägt, obwohl – sachlich gesehen – eine Mischung von Zentaurenblut mit Schlangengift einerseits und Pulsatillakummer andererseits zur Anwendung kam. Zum Verständnis muß noch gesagt werden, daß Herakles Giftpfeile besaß, deren Gift aus dem Blute der von ihm erschlagenen Hydra stammte – das Schlangengift und die Eifersucht!

Herakles möchte auf einer Reise mit seiner Gattin Deianira einen durch Regengüsse stark angeschwollenen Fluß überschreiten. Er selbst ist ein guter Schwimmer, aber er sorgt sich um seine junge Gemahlin. Da naht sich der Zentaur Nessus:

> »*Ich* will euch dienen, o Sproß des Alceus, und diese ans andere
> Ufer setzen, und *du* mach schwimmend Gebrauch deiner Kräfte.«

Und so geschieht es. Durch die wilde Strömung werden sie voneinander getrennt, und Nessus schickt sich an, mit der schönen Deianira zu entfliehen. Herakles bemerkt diese Tükke — und:

»...entsendet den Pfeil, durchbohrt des in Eile
Fliehenden Rücken. Der Brust entragt die hakige Spitze.
Als er herausgezogen, da spritzte Blut aus den beiden
Löchern hervor, vermischt mit dem tödlichen Gifte der
Hydra.
Nessus fing dieses auf. »Denn nicht ungerächt werde ich
sterben«,
spricht er zu sich und schenkt der Geraubten das mit dem
warmen
Blute getränkte Gewand als ein Mittel, Liebe zu wecken.«

Nach längerer Zeit bringt die Kunde eines Gerüchtes der Deianira Gedanken der Eifersucht. Sie erinnert sich der Gabe des Nessus und sendet ihrem Ehemann das Gewand, um die Kraft der scheinbar erkalteten Liebe zu erneuern. Herakles legt das Gewand ahnungslos an...

»da ward die Gewalt des Giftes geweckt. Gelöst durch die
Wärme
dringt, weithin sich verteilend, es ein in des Herakles Glieder.
der.
Als der Schmerz auf der Haut sich immer weiter gesteigert,
gert,
sucht er das tödliche Kleid sogleich sich vom Leibe zu reißen.
ßen.
Doch wo er reißt, reißt Haut er mit, und — gräßlich zu sagen —
gen —
haftet entweder fest trotz allem vergeblichem Zerren
oder zerfleischt seinen Leib...«

Schwer verletzt geht er auf einen Berg in der Nähe, auf dem Gipfel läßt er sich von seinem Sohne Hyllos einen Holzstoß errichten. Er legt seinen Kopf auf seine Keule aus Olivenholz

und breitet sein Löwenfell über seinen Körper. Aber bevor er stirbt, erscheint in der Flamme Zeus, sein Vater, und entrückt seinen Sohn zu den strahlenden Sternen.
Das ist das Gemälde von Cantharis, gemalt mit den leuchtenden Farben der Mythologie.

Das Brennen der Eifersucht!
Das Brennen der Haut!
Das Gift der Schlange Hydra!
Das Gift des Käfers Cantharis!

Alles wird hineingewoben in das Schicksal und in die menschliche Verhaltensweise, und die Erlösung erfolgt — wie es Cantharis geziemt — durch das Simile, das Verbrennen im Feuer.

Splitter aus der klassischen Literatur
und
Homöopathische Arzneimittelbilder

Bei der Lesung Shakespeare'scher Dramen war ich wiederholt auf überraschende Stellen aus dem Gebiete der physischen Natur des Menschen sowohl des gesunden wie auch des kranken gestoßen. Dadurch wurde ich neugierig, verfolgte es weiter und gewann so allmählich aus der Durchsicht sämtlicher Stücke Shakespeares eine so reichhaltige und vielseitige Ausbeute, daß ich selbst erstaunt war. Und so möchte ich einige dieser kleinen Blümchen hier als eine Auslese hinstellen. Da wäre zunächst aus »Romeo und Julia« im 4. Akt in der 2. Szene jene Stelle, wo Lorenzo die Wirkung schildert, welche der Schlaftrunk auf Julia haben wird:

> *Dann rinnt alsbald ein kalter matter Schauer*
> *durch Deine Adern und bemeistert sich*
> *der Lebensgeister; den gewohnten Gang*
> *hemmt jeder Puls und hört zu schlagen auf.*
> *Kein Odem, keine Wärme zeugt von Leben;*
> *der Lippen und der Wangen Rosen schwinden*
> *zu bleicher Asche; Deiner Augen Vorhang*
> *fällt, wie wenn Tod des Lebens Tag verschließt.*
> *Ein jedes Glied, gelenker Kraft beraubt,*
> *soll steif und starr und kalt wie tot erscheinen.*

In diesen wenigen Zeilen finden wir das Arzneimittelbild von

Carbo vegetabilis

Als Leitsymptome: Die große Schwäche und Mattigkeit infolge
Erlahmen der Blutzirkulation. Die Haut eisigkalt, kalte Hände und Füße, allgemeines Frieren, kalter Atem, kalter Mund, kalte Schweiße, Lippen und Wangen blaß, allgemeiner Verlust der
Lebenswärme. Die Füße und die Beine sind steif und kalt und lassen sich kaum bewegen.

Apis melifica

Shakespeare, König Johann, 5. Akt, 7. Szene:

Vom Brand in den Eingeweiden verzehrt, sucht König Johann
(an Gift sterbend) vergeblich nach Kälte, die dieses Feuer kühlt
und zwar in Hyperben, wie man sie nicht selten aus dem
Munde
von Kranken, die von heftigen Leiden ohne Linderung geplagt
sind, hört:

> *So heißer Sommer ist in meinem Busen,*
> *daß er mein Eingeweid in Staub zermalmt.*
> *Vor diesem Feuer verschrumpf ich. -*
> *Gift, Übel, Tod, Verlassen, Ausgestoßen;*
> *und keiner will den Wind herkommen heißen,*
> *die eisige Hand mir in den Leib zu stecken,*
> *noch mir die Ströme meines Reiches leiten*
> *in den verbrannten Busen, noch den Nord*
> *bewegen, daß er seine scharfen Winde*
> *mir küssen lasse die gesprungenen Lippen*
> *und mich mit Kälte labe.*

Die Hitze ist unerträglich, Ängstlichkeit aber auch ärgerlich,
nervöse Ruhelosigkeit.
Mund und Zunge feurig rot, trocken, wund, aufgesprungen
und sehr empfindlich.

Arsenicum album

Noch einmal ein kleiner Splitter von Arsenicum album aus Shakespeares »König Heinrich VI«, dem 1. Teil, Akt 2, Szene 5.

Mortimer in einem kurzen Monolog, gebeugt durch das Alter und lange Gefangenschaft, kraftlos, saftlos, kläglich, ängstlich.

ruhelos, dem Tod entgegengehend:

> *»Diese grauen Locken,*
> *des Todes Boten, zeigen an,*
> *es ende nun mit Edmund Mortimer.*
> *Die Augen, Lampen, die ihr Öl verspendet,*
> *verdunkeln sich, zum Ausgang schon gewendet,*
> *die Schultern schwach, erdrückt von Grames Last,*
> *die Arme marklos wie verdorrte Reben,*
> *saftlose Ranken auf den Boden senkend.*
> *Doch diese Füße von kraftlosem Stand,*
> *unfähig diesen Erdenkloß zu stützen,*
> *sind leicht beschwingt vom Wunsch nach einem Grabe,*
> *wohl wissend, daß ich andern Trost nicht habe.*

Arnika

Hier ein Bild aus Shakespeares »So wie es Euch gefällt«, 2. Akt, Szene 3.

Die Rüstigkeit im hohen Alter wird dargestellt. Der treue Diener Adam, schon ein 80er, bietet dem verstoßenen Orlando seine Dienste an:

> *»Seh ich gleich alt, bin ich doch stark und rüstig;*
> *denn nie in meiner Jugend mischt ich mehr*
> *heiß und aufrührerisch Getränk ins Blut,*
> *noch ging ich je mit unverschämter Stirn,*
> *den Mitteln nach zu Schwäch und Unvermögen.*
> *Drum ist mein Alter wie ein frischer Winter,*
> *kalt doch erquicklich.«*

In den Arzneimittellehren finden wir signifikant Kälte am ganzen Körper, lediglich das Gesicht ist warm, manchmal sogar heiß. Ansonsten aber trotz Zerschlagenheit große Frische am ganzen Körper. Bei Allen steht ein Satz, in seinen »keynotes«: »Er sagt, ihm fehle nichts«.

Shakespeare macht keine Wunder aus seinen Greisen, denn das Alter kann sich trotz allem nicht verlängern und nicht verleugnen, denn wie wir in dem weiteren Verlauf sehen, wird bei der Anstrengung auf der Flucht der Greis plötzlich sehr schwach und sinkt aus Hunger und Ermattung zusammen, während Orlando noch rüstig trotz gleicher Strapazen neben ihm steht.

Stramonium

Bei Shakespeare in König Heinrich V. hören wir im 2. Akt in der 3. Szene Frau Wurtigs Bericht über Falstaphs Tod:

„Denn wie ich ihn die Bettlaken zerknüllen sah und mit Blumen spielen und seine Fingerspitzen anlächeln, da wußte ich, daß ihm der Weg gewiesen wäre, denn seine Nase war so spitz und kalt wie eine Feder. - Er bat mich, ihm mehr Decken auf die Füße zu legen. Ich steckte meine Hand in das Bett und befühlte die Füße, und sie waren so kalt wie Stein."

Im Kent finden wir die Rubrik des Greifens und nach etwas langen mit den Händen und das Zerknüllen. Band 1, Seite 48 - 49. Die unfreiwilligen Handbewegungen. Die kalte spitze Nase, III Kent, Seite 148, und schließlich Kent II/476 die eiskalten Füße.

Kalium carbonicum

Die Beschwerden nach Säfteverlusten, insbesondere auch nach dem Koitus bei allgemeiner Trockenheit der Haut und Schleimhäute, außerdem überdrüssiges seelisches Verhalten mit Grantigkeit und Verdruß finden wir in diesem Arzneimittelbild und bei Shakespeare in
»Antonius und Cleopatra« im 1. Akt, in der Szene 1. Da spricht Oktavius von Antonius:

> *»Wenn er mit Wohllust seine Muße füllt,*
> *so wird ihn Überdruß und Trockenheit*
> *der Glieder grob zur Rechenschaft einst ziehen!«*

Nux vomica

Aus Shakespeare »Coriolan«. Akt 5, Szene 2.
Menenius hören wir hier folgendes sagen:

> *»Er war nicht aufgelegt,*
> *er hatte nicht gegessen, sind die Adern*
> *noch leer, ist kalt das Blut, so sehen wir*
> *den Morgen nur verdrießlich an und sind*
> *zum Geben und Vergeben nicht gestimmt.*
> *Doch, wenn wir diese Röhren ausgefüllt,*
> *die Gänge unseres Blutes, mit Speis und Wein,*
> *dann fühlt der Geist sich williger in uns*
> *als er bei priesterlichem Fasten tut.*
> *Drum will ich warten, bis die Mahlzeit ihn*
> *für mein Gesuch gestimmt, und meinen Angriff*
> *dann auf ihn tun«.*

In allen Arzneimitteln lesen wir, daß Verschlimmerung bei Nux vomica in den Morgenstunden auftritt, besonders die psychische Verschlimmerung. Sie sind dann launisch, reizbar, etwas hitzig und deswegen auch schlecht ansprechbar. Sie neigen zu Streitsucht, zu Boshaftigkeit, zu Gehässigkeit, zu Nervosität. Das Schwelgen in der Nacht vorher hat wahrscheinlich einen Schaden getan und man muß warten, bis sie wieder etwas zu sich genommen haben, ein wenig gegessen haben, vielleicht ein Gläschen Wein getrunken haben, dann wird der Geist sich willig wieder einfügen in den Leib bzw. es demselben gleichtun und gemütlich werden. So können wir den Nux vomica-Patienten gut verstehen.

Lachesis

Beim Arzneimittelbild von Lachesis finden wir einige sehr eindrucksvolle Schlüsselsymptome, die hier im 5. Akt der ersten Szene in Shakespeares »Die Komödie der Irrtümer« so eindrucksvoll dargestellt wird. Neben der großen Geschwätzigkeit, wobei eine Idee die andere jagt, schließlich ein Stichwort oft in eine völlig andere Geschichte hereinführt und die Eifersucht eine riesengroße Rolle spielt. sollten uns diese Zeilen zu denken geben, denn nirgendwo in der klassischen Literatur wird die Eifersucht, mit der die Frau ihren Mann Tipholis in die

Flucht jagt, so eindrucksvoll geschildert:

> *»Daher kam's eben, daß er rasend ward.*
> *Der giftige Lärm der eifersüchtigen Frau*
> *vergiftet mehr als toller Hunde Zahn.*
> *Du hindertest durch Schelten seinen Schlaf*
> *und davon hat sich sein Gehirn entzündet.*
> *Mit Deinem Tadel würztest Du sein Mahl;*
> *gestörte Mahlzeit hindert das Verdauen,*
> *und daher rührt des Fiebers Raserei.*
> *Denn was ist Fieber, als ein Wahnsinnshauch!*
> *Du störtest stets mit Schelten sein Ergötzen;*
> *Erholung, die so süße, was wird draus,*
> *versperrt man ihr die Tür? Melancholie,*
> *die Blutsfreundin untröstlicher Verzweiflung,*
> *und hinter ihr ein ungeheures Heer*
> *von bleichen Kränklichkeiten, Lebensfeinden!*
> *Beim Mahl, im Scherz, bei lebensnährender Ruh*
> *gestöret stets, muß Mensch und Tier verrücken,*
> *und daraus folgt: Vor Deiner Eifersucht*
> *ergriff der Witz des Gatten hier die Flucht.«*

Das sind die Worte, die die Äbtissin der Frau zur Erklärung der Entstehung des vermeintlichen Wahnsinns ihres Mannes Tipholis sagt, der vor der Eifersucht seiner Frau die Flucht ergriff.

Convallaria majalis.

Im 2. Akt, der dritten Szene in »Romeo und Julia« (Shakespeares) spricht Bruder Lorenzo folgende Worte die einige Aussagen machen über die Heilkräfte der Natur, insbesondere der Heilkräfte von Maiglöckchen:

>*»Ich muß dies Körbchen hier voll Kraut und Blumen lesen,*
>*voll Pflanzen gift'ger Art und diensam zum Genesen.*
>*Die Mutter der Natur, die Erd, ist auch ihr Grab,*
>*und was ihr Schoß gebar, sinkt tot in ihn hinab.*
>*Und Kinder Mannigfalt, so all ihr Schoß empfangen,*
>*sehn wir, gesäugt von ihr, an ihren Brüsten hangen;*
>*an vielen Tugenden sind viele drunter reich,*
>*ganz ohne Wert nicht eins. doch keins dem anderen gleich.*
>*Oh, große Kräfte sind's, weiß man sie recht zu pflegen,*
>*die Pflanzen, Kräuter, Stein in ihrem Innern hegen.*
>*Was nur auf Erden lebt, da ist auch nichts so schlecht,*
>*daß es der Erde nicht besondern Nutzen brächt!*
>*Doch ist auch nichts so gut, daß, diesem Ziel entwendet,*
>*abtrünnig seiner Art, sich nicht durch Mißbrauch schändet.*
>*Die kleine Blume hier beherbergt giftige Säfte*
>*in ihrer zarten Hüll und milde Heilungskräfte,*
>*sie labet den Geruch und dadurch jeden Sinn;*
>*gekostet, dringt sie gleich zum Herzen tötend hin«.*

Der arme Apotheker.

In »Romeo und Julia«, und zwar im 5. Akt in der 1. Szene, finden wir einen Hinweis Shakespeares auf die Notlage — auch der heutigen Apotheker, die bei dieser ungeheuren Schwemme an neuen Apotheken nur mühsam ihr täglich Brot erarbeiten können. In weiser, fast seherischer Voraussicht läßt er Romeo folgende Worte sprechen:

> *»Ich sah ihn neulich,*
> *zerlumpt, die Augenbrauen überhangend;*
> *er suchte Kräuter aus; hohl war sein Blick,*
> *ihn hatte herbes Elend ausgemergelt;*
> *ein Schildpatt hing in seinem dürftgen Laden,*
> *ein ausgestopftes Krokodil und Häute*
> *von mißgestalten Fischen; auf dem Sims*
> *ein bettelhafter Prunk von leeren Büchsen*
> *und grüne Töpfe, Blasen muffiger Samen,*
> *Bindfadenendchen, alte Rosenkuchen,*
> *das alles dünn verteilt, zur Schau zu dienen.«*

So arm waren damals die Apotheker und wer weiß, wie lange es dauert, bis sie wieder so arm sind, denn immer mehr Menschen drängen danach, Naturheilmittel, homöopathische Mittel einzunehmen und an denen zu verdienen, viel zu verdienen, dürfte nicht sehr leicht sein. Trotzdem sei hier jener seit altersher bekannter Spruch angezeigt, an den auch wir Ärzte uns immer halten wollen:

> *»Schwester sei nicht Dienerin,*
> *die Pharmazie der Medizin.«*

Latrodectus

Die »schwarze Witwe« aus der Klasse der Arachnoidea hat nur vereinzelte Indikationen darunter besonders die Hypocalcaemie, den Anfall der subtetanischen Verkrampfung, begleitet von Unruhe und Angst.

Otto Leeser schildert die biologischen Merkmale:

> »...diese in der Luft schwebenden Netze, diese Kunstfertigkeit hat von je her das Staunen der Naturbeobachter über den hochentwickelten Instinkt dieser kleinen Tiere erregt.«

Ovid schildert in seinen Metamorphosen:

> ...Es lebte in Lydien eine Frau mit dem Namen Arachne...
>
> Diese Lyderin war nicht berühmt durch Stand oder Abkunft,
>
> sondern allein durch die Webkunst...

Ihre bewundernswerten Gewirke zu schauen, verließen
oft ihre wogende Flut die Nymphen des Flusses Pactolus.
Nicht nur die fertigen Stoffe, nein, auch sie *werden* zu sehen
war ein Vergnügen, mit solcher Gefälligkeit übt' sie ihr Können.

Nun hat diese Arachne etwas vom Charakter der Spinnen sowie des Giftes. Die schnelle Beweglichkeit am Webstuhl entspricht der krankhaften Bewegungsunruhe des Giftes. Im Gegensatz zu Biene und Ameise ist die Spinne ein Einzelgänger. Sie ist asozial, ungesellig und vertilgt ihre Artgenossen, wenn es ihr möglich ist. Sie ist jedem Lebewesen gegenüber − auch dem männlichen Partner − »spinnefeind«.

...Arachne war auf ihre Webkunst übermäßig stolz, und sie forderte sogar Pallas Athene, die Göttin aller Künste, zum Zweikampf heraus. Arachne wird vor dem Zorn der Göttin gewarnt − vergeblich − sie bleibt bei ihrer herausfordernden Art:

»Sag, was kommt sie nicht selbst, was meidet hier sie den
Wettkampf,«
sprach die Göttin: »Sie *kam*« und trat als Pallas hervor.
Aber Arachne, in plötzliche Glut war getaucht ihr Antlitz,
schwand alsbald dann wieder, so wie die Luft in der Frühe
purpurn gewöhnlich sich färbt, sobald Aurora empor-
steigt,
weiß jedoch bald darauf erglänzt mit dem Aufgang der
Sonne.
Und sie beharrt, nach der Palme des Sieges verblendet be-
gehrend,
stürzt ihrem Schicksal sie zu. Die Göttin weigert sich jetzt
nicht
länger, sie mahnt nicht mehr, verschiebt nicht weiter den
Wettkampf.

Ovid beschreibt sehr eingehend die Bildteppiche, die beide
nun im Wettkampf weben. Während Athene die Figuren der
zwölf griechischen Götter darstellt in deren Glanz und Schönheit, die Erhabenheit des Himmels, webt Arachne in ihren
Teppich alle die Geschichten hinein, in denen die Götter sich
und andere betrogen haben, die »Schanden des Himmels«.

Der Wettkampf endet unentschieden vom Technischen her.
Aber für ihren Übermut, eine Göttin zum Wettkampf zu for-
dern, wird Arachne in eine Spinne verwandelt:

Sprengte die Göttin darauf über jene des Hecatekrautes
Saft. Und, sobald sie benetzt von dem Gifte, dem schreck-
lichen, schwanden
hin ihre Haare sogleich, mit ihnen Nase und Ohren.
Winzig wird ihr das Haupt. Am ganzen Leib ist sie klein,
und
schmächtige Finger hängen statt Schenkeln ihr dünn an
den Seiten.
Alles Übrige nimmt sich der Leib. Doch sendet aus dem
sie
Fäden noch jetzt und übt als Spinne die frühere Webkunst.

Aconit

Das stärkste Pflanzengift unserer Region ist nach den Mythen, die Ovid in den Metamorphosen erzählt, aus dem Spei-
chel des Cerberus hervorgegangen. Dieses dreiköpfige Untier
ist der Wachhund zur Unterwelt, zum Hades.
Dieses Tier aus der Unterwelt heraufzuholen, war eine der
Sühne-Aufgaben, die Herakles zu erfüllen hatte.

Das Gift des Höllenhundes sowie sein angstvolles Verhalten
nach dem Würgegriff des Herakles entspricht den Symptomen des Aconit: Äußerste Unruhe, Angst und Furcht, wirft
sich in Todesangst hin und her. Der Sturm hat ihn überrum-
pelt, in ihm ist ein Entsetzen, eine Erschütterung des ganzen
Körpers. Die Schmerzen von Aconit sind schlimmer von
Schreck und kalter Luft.

Ovid erzählt:
Athene und Hermes halfen Herakles bei diesem Abenteuer.
Hermes, der Begleiter der Seelen, führte Herakles in das Königreich des Hades. Nach kurzem Kampf packte Herakles
den Riesenhund am Genick und würgte das dreiköpfige Untier bis zur Bewußtlosigkeit. Athene begleitete ihn mit seiner
Beute wieder zurück und griff beim Übersetzen über den
Grenzfluß Styx selbst zum Ruder. Und so gelangte Herakles
wieder an die Oberwelt.

>>Der Hund, wie sehr er sich sträubte, wie wild er das Aug
vor des Tages
blitzenden Strahlen verdrehte, das Untier, gestachelt zu
wilder
Wut, erfüllte die Luft mit drei Gebellen zugleich und
sprengte aufs grüne Gefild seines Geifers weißliche Tropfen.
Diese, nachdem sie geronnen, haben im fruchtbaren Boden
Nahrung gefunden und so die Kräfte zu schaden gewon-
nen.
Weil es wuchernd wächst auf dem harten Grunde der Felsen,
nennen die Bauern es Steinkraut.<<

Aconit

Eines der schönsten homöopathischen Bilder ist unabsichtlich Anges Miegel gelungen in ihren »Gesammelten Balladen« – »Die Nibelungen«. Man kann es zwanglos nennen »Das Aconit-Gedicht«. Auch ein wenig Aurum spielt hinein im Gesang des Spielmannes Volker, als er vom Nibelungen-Gold singt und von dem daran klebenden Blut, das plötzlich wieder verströmt wird.

Es ist geheimnisvoll und großartig, wie sich hier Hahnemanns Symptomenbilder und Agnes Miegels Dichtersprache und Charakter-Darstellung überdecken.

Hahnemann, Reine Arzneimittellehre, Band 1 Seite 439:

> ...doch ist er am meisten mit denen, die einen tonischen Charakter haben...

Den tonischen Charakter haben sie, die Helden aus Burgund. Da sitzen sie um das Feuer, denken an die Schatten der Vergangenheit um Siegfried und an die geplante Reise Kriemhilds gen Osten.

Otto Leeser schreibt:

> Der Aconit-Patient ist kräftig, vollblütig, robust, Neigung zu Ängstlichkeit besonders auch in der Dunkelheit... Auslösend ist Angst und kalter Wind speziell aus Nordost....

> In der dunkelnden Halle saßen sie,
> sie saßen geschart um die Flammen,
> Hagen Tronje zur Linken, sein Schwert auf dem Knie,
> die Könige saßen zusammen.
> Schön Kriemhild kauerte nah der Glut,
> von ihren schmalen Händen
> zuckte der Schein wie Gold und Blut
> und sprang hinauf an den Wänden.
> König Gunter sprach: »Mein Herz geht schwer,
> hör ich den Ostwind klagen!

Spielmann, lang deine Fiedel her,
sing uns von frohen Tagen!«

Die Last des schlechten Gewissens um die Ermordnung Sieg-
frieds, die unterdrückte Angst, der Gedanke an den Tod, alle
diese Gedanken machen Herzklopfen — bei allen — ausgelöst
und betont durch den Ostwind in der aufziehenden Dunkelheit.

Herr Volker, der Spielmann, soll ablenken durch schöne Gedanken an die Vergangenheit, aber Siegfried ist aus ihrer
Erinnerung nicht zu lösen, und immer schieben sich Gedanken an ihn in Volkers Weisen. Und jetzt entsteht ein Aconit-
Symptom bei Kriemhild, wie es Hahnemann zeichnet:

> ...erzeugt alle die krankhaften Zustände, welche in
> Ähnlichkeit bei Personen sich ereignen, die einen mit
> Ärgernis verbundenen Schreck gehabt haben, und er
> ist auch die sicherste, schnellste Hülfe für sie...

Aufflog ein jubelnder Bogenstrich
und flatterte an den Balken,
Herr Volker sang: »Einst zähmte ich
einen edelen Falken...:«

Die blonde Kriemhild blickte auf
und sprach mit Tränen und leise:
»Spielmann, hör mit dem Liede auf,
sing eine andere Weise!«

Die braune Fiedel raunte alsbald
träumend und ganz versonnen,
Herr Volker sang: »Im Odenwald
da fließt ein kühler Bronnen...«

Die blonde Kriemhild wandte sich
und sprach mit Tränen und bange:
»Mein Herz schlägt laut und fürchtet sich
und bebt bei deinem Sange...«

Das ist bei Kriemhild das Schock-Symptom. Noch immer nicht hat sie das schreckenvolle Erlebnis verwunden, diesen Schock, der sie getroffen hatte, als sie ihren schönen, jungen Gatten in der Morgendämmerung vor ihrer Zimmertür ermordet aufgefunden hatte. Sie leidet an ihren Aconit-Herzbeschwerden, unter Tränen erbittet sie das Beenden solcher Lieder.

Jetzt findet Herr Volker ein ganz anderes Thema: Es geht um den Fluch, der mit dem Nibelungen-Golde verbunden ist. Das vergossene Blut »lechzt nach mehr« und »es flutet heiß und rot herfür«. Und das sind gleichzeitig die Aurum-Symptome, die Herr Volker vorträgt. Es geht um Leben und Tod, und an der Donau wird es entschieden werden, ob man noch umkehren soll oder nicht – auf dieser Reise zu Herrn Etzel nach Osten.

> Anhub die Fiedel zum dritten Mal
> aufweinend in Gram und Leide,
> Herrn Volkers Stimme sang im Saal
> wie ein Vogel auf nächtiger Heide: ...

Herr Volker besingt die Herkunft des Nibelungen-Goldes, und dann folgen im Aconit-Gedicht die Aurum-Symptome:

> Es ruft den Neid, es weckt den Mord,
> stört auf die Drachen Trug und List,
> hetzt Rachsucht, die die Rache frißt,
> und immer röter glüht der Hort...

Das ist die Unersättlichkeit nach Gold, der rote Hochdruck, der Todesgedanke an der Donau, die Überflutung, die Ruptur, die Vernichtung, das Ende.

> Es treibt und schwimmt im Purpurquell,
> es trinkt den Quell und lechzt nach mehr,
> es braust und schäumt, die Flut steigt schnell,
> breit wie die Donau strömt es her...

> Es schäumt und braust, atmet und steigt,
> schon brandet's draußen an die Tür,

es klopft und pocht, der Riegel weicht,
nun flutet's heiß und rot herfür...

Jäh bei dem letzten Bogenstrich
sprangen die Saiten und schrieen,
Hagen von Tronje neigte sich
und wiegte sein Schwert auf den Knieen.

Die Könige saßen bleich und verstört,
doch die schöne Kriemhild lachte,
sie sprach: »Nie hab ich ein Lied gehört,
das mich lustiger machte!«

Das hat die Männer unter dem Ostwind doch gepackt, toten-
bleich sitzen sie da. Nur Kriemhild ist verändert, da zieht etwas für sie herauf, was ihren heimlichen Wünschen und Gedanken entgegenkommt.

Das Aconit-Symptom, Folgen von Schreck, stellt sich dar.
Für sie bringt der Ostwind die Erlösung von der Last der Vergangenheit. Und außerdem: Sie will Blut und Angst und Tod
und Vernichtung.

Sie kniete nieder und schürte die Glut.
Von ihren schmalen Händen
zuckte der Schein wie Gold und Blut
und sprang hinauf an den Wänden.

Über der ganzen Szene – von roter Glut beschienen – das
Bild von Aconit.

Nachwort

So beschließen wir denn unser kleines Büchlein, eine Blütenlese aus den Werken großer Dichter, aus den verschiedensten Gebieten des Lebens, des Forschens, des Betrachtens, des Verulkens, und wir möchten noch einmal sagen, daß wir hier nicht etwa all die Dichter für die Medizin in Anspruch nehmen, vielleicht gar in der Absicht, um daraus zu dem Schluß zu gelangen, diese Dichter müssen notwendig auch einmal im Leben vielleicht Medizin studiert oder gar praktiziert haben. Oh nein, wir wollen auch nicht so weit gehen, wie von jenem Geistlichen erzählt wird, der Shakespeare die Grabrede gehalten hat. Wie sagte doch dieser: »Seit den Tagen des Apostels Paulus habe keiner mehr so eine tiefe und allseitige Kenntnis der menschlichen Natur besessen«. Dann brach er in Tränen aus und rief aus: »Wollte Gott, dieser Shakespeare wäre ein Theologe gewesen!«

Wir erkennen in unseren Dichtern, die wir hier zitiert haben, eben nur jenen Genius, der sich unbegreiflich in alle Form der Menschheit zu verwandeln weiß, als wäre er sie selbst gewesen. Beruht doch eben die unverwelkliche Jugend und Schönheit, der Shakespeare'schen, der Homer'schen und aller anderen großen Dichter der Poesie, vor allem auf ihrer äußeren und inneren Naturwahrheit. Wenn diese Dichter alle so große Künstler gewesen, die Menschenseelen mit Worten gemalt haben, so dürfen wir mit vollem Recht diese Menschenmalerkunst ebenso auf die sinnliche als auf die sittliche, auf die leibliche wie auch die geistige Menschnatur ausdehnen. Goethe sagte es einmal, daß alle Dichter die ganze Menschennatur nach allen Richtungen hin und in allen Tiefen und Höhen erschöpft haben. Und wenn es gerade die Charakteristik ist, wie wir sie hier zeigen, so hat es sich,- so glauben wir jedenfalls,- gelohnt, ein wenig bei den Dichtern zu blättern. Ihre Gestalten haben alle Fleisch und Blut. Es sind eigenartige Wege mit schärfstem Gepräge, einer ganzen sprechenden, auch in ihrem äußeren Ausdruck unverwechselbaren Individualität. Eine Individualität liegt hier vor, wie wir sie, die wir die Homöopathie betreiben, wirklich nur richtig verstehen können, weil wir jedes Individuum als Einzelwesen, als das von dem Schöpfer durchdrungene, als personale Erscheinung betrachten. Die Schöpfer aller dieser Verse waren Menschenkenner im vollen Sinne des Wortes. Wenn auch an einigen Stellen die Heilkunst und die Ärzte selbst im Vordergrund standen, nun, wir werden es mit fröhlichem Dank annehmen. Gibt es doch nicht leicht einen Stand, der auf der Bühne im allgemeinen und auch bei den Medien schlechter und unnatürlicher wegkommt als der ärztliche Stand: Der Arzt erscheint ja dort gewöhnlich entweder als armseliger Statist oder als ein Deus ex machina. Es war zu erwarten, daß Shakespeare oder auch Molière oder andere, immer wieder Ärzte hervortreten ließen, nun, wie man eben in der Welt auch Ärzte braucht, so konnten diese Dichter in ihren Stücken, die die Welt bedeuten, sie auch nicht entbehren, sie haben sie würdig auftreten lassen und reell, wie es auch oft geschehen war. Aber daß es mitunter nicht ohne Scherz oder auch Hohn, siehe Molière, geht, wird jeder von uns hoffentlich in Ordnung finden.

So möge denn dieses kleine Büchlein hinaustreten zu den Lesern und soll seine Stimme, wenn auch leise nur im Hintergrund dem Kultus der Unsterblichen ein Loblied singen, sich immer nährend an der Unerschöpflichkeit der Genien.

Für unsere lieben Kollegen vom ärztlichen Stand aber, deren »Kurzweil« es gewidmet ist, möchten wir es noch mit einem Wunsch begleiten. Wenn diese wenigen Blätter uns selbst liebgeworden sind, als ein kleines Andenken an den Genuß der seltenen glücklichen Feststunden, in denen es dem Arzt vergönnt ist, für einen Augenblick aus den Sorgen und Mühsalen des unerbittlichen Tagewerkes hinauszutreten und an den wohl besten Mustern idealer Vollendung sich zu erbauen, so möge denn dieses Büchlein auch ihnen hoffentlich an einem guten Tag in die Hände gelangen und ihnen eine Stunde der Erholung, der Erbauung aber auch der Erheiterung gewähren.

Hamburg, Bad Tölz 1985

Die Verfasser

Bibel	nach der Übersetzung von D. Martin Luther
Busch, Wilhelm	Max und Moritz, u.a. Bildgeschichten
Goethe, Wolfgang von	Faust
Hahnemann, Samuel	Die chronischen Krankheiten, Band 3, 2. Aufl. 1835 2. Nachdruck Karl F. Haug Verlag 1979
Hoffmann	Struwelpeter
Homer	Odyssee, übersetzt von Johann Heinrich Voss
Lao-Tse	I Ging, das Buch der Wandlungen, Eugen Diederichs Verlag 1956
Kleist, Heinrich von	Prinz von Homburg
Kent, James Tylor	Arzneimittelbilder, Karl F. Haug Verlag, Ulm 1958
Leeser, O.	Lehrbuch der Homöopathie 3. Aufl. Karl F. Haug Verlag 1961
Miegel, Agnes	Gesammelte Balladen, Eugen Diederichs Verlag 1953
Möricke, Eduard	Gedichte
Nietzsche, Friedrich	Die fröhliche Wissenschaft, Alfred Kröner Verlag in Leipzig 1930
Ovid	Metamorphosen, übersetzt von Erich Rösch, Ernst Heimeran Verlag München 1952
Rabe, Prof. Hanns	Schlangen- und Insektengifte, Karl F. Haug Verlag
Schiller, Friedrich von	Die Jungfrau von Orleans
Shakespeare, William	König Richard II
Shakespeare, William	Hamlet

Inhalt

Hahnemann / Rousseau

Erziehung des Kleinkindes
„Anweisungen für Mütter"

Mit diesem Büchlein möchte Hahnemann das revolutionierende Gedankengut: „Zurück zur Natur" von Rousseau dem deutschen Leseer nahebringen, dem er seine eigenen Erfahrungen hinzufügt.

Ein schöner Geschenkband für die Eltern zur Geburt eines Kindes.

Lieferbar.   12, – DM

C. Hering

Homöopathischer Hausarzt

Es gibt eine Unmenge von sogenannten Hausarztbüchern, die von jeder Behandlungsmethode einen Ausschnitt bringen, z.B. von Pflanzenheilkunde, von Wassertherapien, von Akupressur usw., in denen aber die homöopathische Behandlungsmethode meist nur gestreift und von Nicht-Homöopathen kurz abgehandelt wird.

Hier aber gibt einer der berühmtesten homöopathischen Ärzte für Laien ein rein homöopathisches „Doktor-Buch" dem Patienten zur Hand.

Hering schrieb dieses Buch zur Selbsthilfe für seine Bekannten und Patienten, die er in einem homöopathisch nicht versorgten Gebiet durchlassen mußte.

Dieses nun inzwischen in bald vierzig Auflagen herausgegebene Buch hat vielen Familien schon wertvolle Hilfe bei akuten Erkrankungen besonder der Kinder gebracht.

Aktualisiert von C. Barthel im O.-Verlag, 8137 Berg.

Samuel-Hahnemann-Stiftung
zur Förderung der klassischen Homöopathie

Aus der Satzung der Stiftung:

§ 2 – Zweck der Stiftung

Im Andenken an Samuel Hahnemann fördert die Stiftung nach Maßgabe der jeweils verfügbaren Stiftungsmittel Forschung, Lehre und Verbreitung der Homöopathie. Sie verfolgt damit ausschließlich und unmittelbar gemeinnützige Zwecke.

Hierzu gehören Aufgaben wie

1. die Veranstaltung von Seminaren für Ärzte und Medizinstudenten,
2. die Förderung von Forschungsvorhaben im Bereich der homöopathischen Medizin,
3. die Förderung der Wissenschaft durch die Vergabe von Preisen für hervorragende wissenschaftliche Ergebnisse und besondere Leistungen auf dem Gebiet der Homöopathie,
4. die Einrichtung einer allgemein zugänglichen homöopathischen Bibliothek,
5. die Verbreitung des homöopathischen Gedankengutes und der homöopathischen Lehre unter Laien und Fachleuten,
6. die Unterstützung der homöopathischen Behandlung bedürftiger Patienten in einer homöopathischen Ambulanz, Poliklinik oder einem Krankenhaus sowie die Trägerschaft einer Ambulanz, einer Poliklinik oder eines Krankenhauses,
7. Die Knüpfung internationaler Kontakte zum wissenschaftlichen Austausch bzw. zur Kooperation in Forschung und Lehre und jegliche Unterstützung von anderen gemeinnützigen Institutionen, die sich mit Forschung, Lehre und Verbreitung der Homöopathie beschäftigen.

Die Stifung ist selbstlos tätig.

Nähere Information auf Anforderung.

Wenn Sie an der Verbreitung der Homöopathie interessiert sind, und Sie diese oben genannten Ziele unterstützen wollen, so helfen Sie mit als förderndes Mitglied!

Ihre Spende ist steuerlich abzugsfähig [Hypo-Bank Starnberg, Konto-Nr. 6320 252 006, BLZ 700 200 01, Samuel-Hahnemann-Stiftung]. Bei einer Spende über 100 DM erhalten Sie ein „Organon original" zum Verschenken und tragen damit zur Verbreitung der Homöopathie bei.

Bei einer Spende über 50,-DM erhalten Sie eine Spendenquittung; ansonsten gilt der Einzahlungsbeleg als abzugfähiger Steuerbeleg.

F. Kottwitz
Boenninghausens Leben

Freiherr v. Boenninghausen bewegtes Leben, wie er zur Homöopathie kam, seine Beziehung zu Hahnemann, seine Kämpfe und sein Wirken − Beschreibung seiner berühmtesten Patienten, wie Anette von Drose-Hülshoff, Königin Eugenie von Frankreich etc.

Nicht nur ein interessantes Buch, sondern auch von wissenschaftlichem Wert.

Lieferbar   21,- DM

J. A. Lathoud
Materia Medica
übersetzt von Max Tiedemann

Diese ausgezeichnete, ausführliche Materia Medica war bis jetzt wegen der sprachlichen Barriere viel zu wenig bekannt. Dieses Werk kann nun seinen Weg auf die Schreibtische und in die Bücherschränke der deutschen Homöopathen antreten.

Lieferbar.   58, − DM